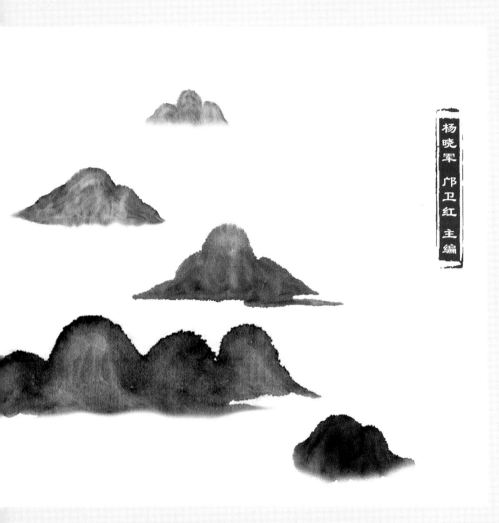

岭南中医药名家

许鑫梅教授经验集及病案荟萃

杨晓军 邝卫红 主编

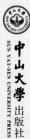

中山大学出版社

·广州·

版权所有　翻印必究

图书在版编目（CIP）数据

岭南中医药名家许鑫梅教授经验集及病案荟萃/杨晓军，邝卫红主编．—广州：中山大学出版社，2015.11

ISBN 978-7-306-05491-3

Ⅰ. ①岭…　Ⅱ. ①杨…②邝…　Ⅲ. ①中医学—临床医学—经验—中国—现代　Ⅳ. ①R249.7

中国版本图书馆 CIP 数据核字（2015）第 249951 号

出版人：徐　劲
策划编辑：赵丽华
责任编辑：赵丽华
封面设计：林绵华
责任校对：张礼凤
责任技编：何雅涛
出版发行：中山大学出版社
电　　话：编辑部 020-84111996，84113349，84111997，84110779
　　　　　发行部 020-84111998，84111981，84111160
地　　址：广州市新港西路 135 号
邮　　编：510275　　　　传　真：020-84036565
网　　址：http://www.zsup.com.cn　　E-mail:zdcbs@mail.sysu.edu.cn
印　刷　者：佛山市浩文彩色印刷有限公司
规　　格：889mm×1194mm　1/16　10 印张　150 千字
版次印次：2015 年 11 月第 1 版　2015 年 11 月第 1 次印刷
定　　价：52.00 元

如发现本书因印装质量影响阅读，请与出版社发行部联系调换

《岭南中医药名家许鑫梅教授经验集及病案荟萃》
编 委 会

主　　编：杨晓军　邝卫红

副 主 编：刘凤斌　杨云英　樊冬梅　吴秀美

编　　委：（以姓氏笔画为序）

丁淑婷　刁沛思　王宏伟　王昌俊　邓伟民
邓　宏　左俊岭　叶柳忠　兰绍阳　吕东勇
朱焕金　庄剑杉　刘伟杰　刘海英　刘　琴
杨广同　李文春　李映珊　李　郡　吴军城
邱向红　何羿婷　佘世锋　汪双双　宋文集
张铮铮　陈　斌　陈楚纯　林云奇　林路平
周瑞芳　庞伟华　郑学宝　侯江涛　姚晓玲
郭遂成　唐志鹏　童妙然　雷力民　谭亚娟
黎线美

学术秘书：汪双双　周瑞芳

指　　导：许鑫梅

岭南中医药名家许金銮梅教授经验集及病案荟萃

二〇一五年夏 邓铁涛祝

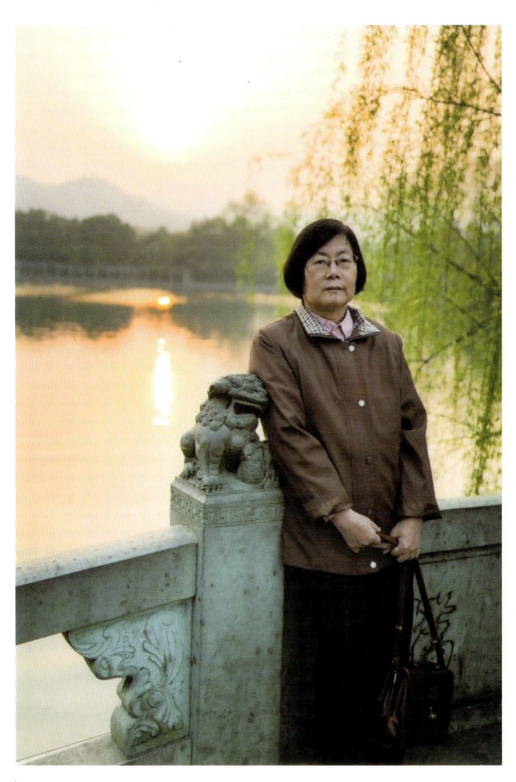
许鑫梅教授生活照

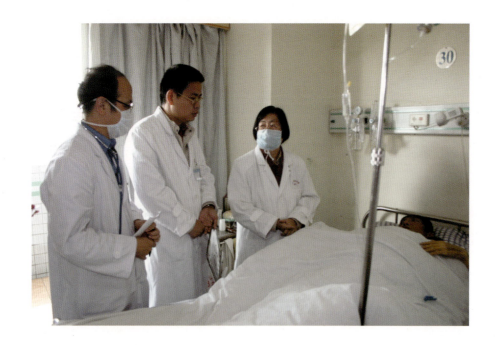

许鑫梅教授在病房

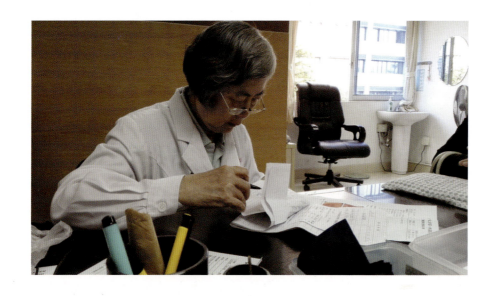

许鑫梅教授在门诊（一）

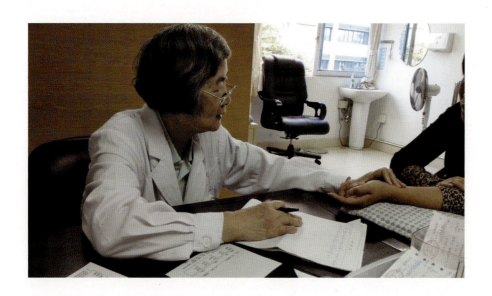

许鑫梅教授在门诊（二）

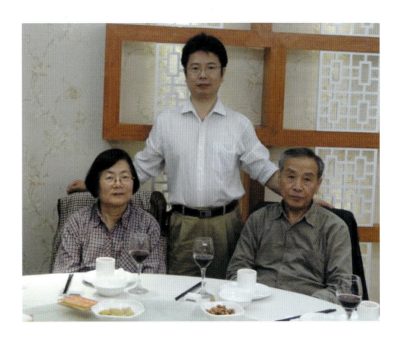

许鑫梅教授、陈纪藩教授与本书编者杨晓军合照

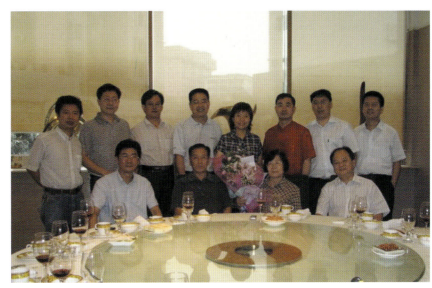

许鑫梅教授70岁生日时与弟子们的合照

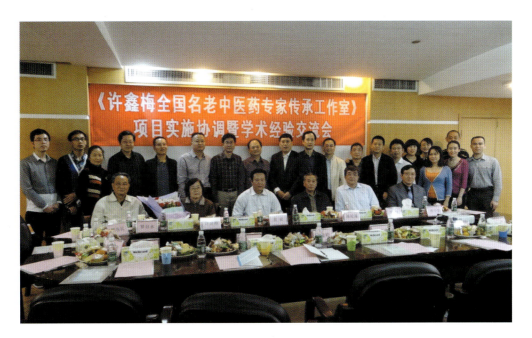

许鑫梅名医工作室主要工作人员合照

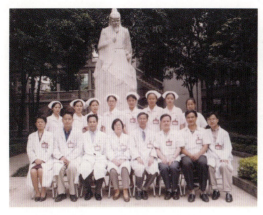
许鑫梅教授与科室人员合照（一）

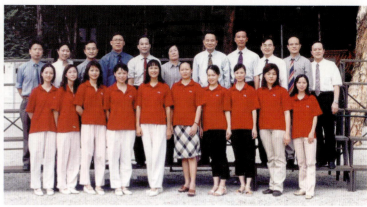
许鑫梅教授与科室人员合照（二）

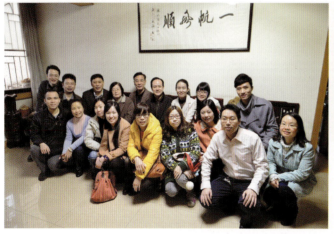
许鑫梅教授与科室人员合照（三）

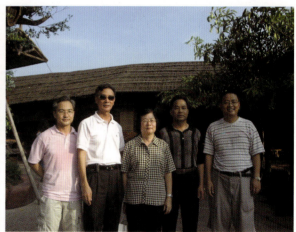
许鑫梅教授与科室人员合照（四）

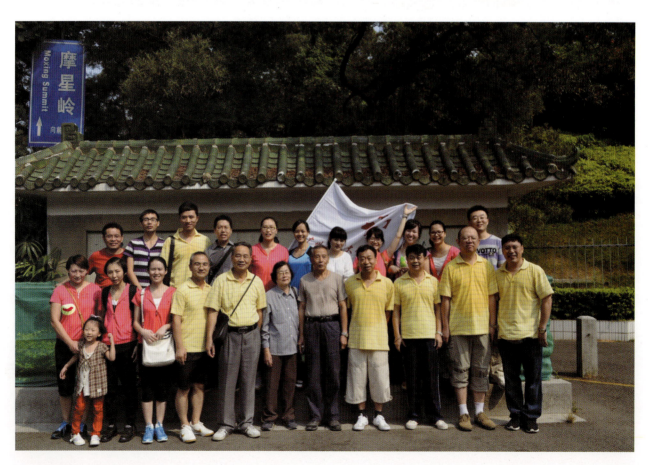
许鑫梅教授与科室人员合照（五）

编者简介

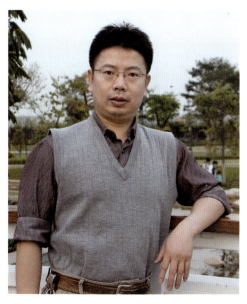

杨晓军，男，广州中医药大学第一附属医院内科教研室副主任，中西医结合主任医师，脾胃病区区长，内科第二党支部副书记，硕士，硕士研究生导师；中共党员，第三批全国名老中医学术继承人，全国名老中医许鑫梅教授名医工作室负责人，广东省中医药学会疑难病专业委员会副主任委员，广东省医学会行为分会委员，广东省肝病学会脂肪肝分会常务委员，广东省医学会消化病学分会委员。

从事医疗、教学、科研一线工作20余年，具有丰富的临床实践经验，能解决复杂、疑难病症，在肌肉病、脾胃疾病研究方面有较高造诣，并能全面指导和组织临床医疗技术工作。2002年至今连续12年被选为广东省中医、中西医结合执业医师考官、主考官；多次被选为广州市及佛山市医疗保险审核人；被广州中医药大学第一附属医院内科教研室评为"内科之星"、"先进个人"、"大内科青年医师之星"，多次被广州中医药大学第一附属医院评为年度、季度优秀员工。

主持课题有国家科技部2005年"中医五脏相关理论继承与创新研究"子项目"脾肾相关理论诊治重症肌无力临床研究"［并列第1主持人（2005CB523502）］；主持广州中医药大学邓铁涛基金"强肌健力口服液对脾虚型重症肌无力免疫干预研究（K0030001）"、广东省中管局课题"健中愈疡片调控细胞因子对胃黏膜修复的研究（2060092）"、广东省教育厅课题"以实践为导向、以病案为中心的案例讨论

（PMD）模式在中医院校本科教学中的创新与实践（2014GXJK026）"、"内科临床技能网络学习资源开发与共享（2014JDB072）"等课题。参与国家自然科学基金青年基金"清热祛湿法对活动性溃疡性结肠炎大鼠 micro 介导的 Th17 通路的干预机制研究（81001506）"，以及国家自然科学基金健脾化痰法对培养前脂肪细胞分化与分泌功能的调节作用等国家级课题 4 项，厅局级课题 10 余项；发表论文 20 余篇，主编《国医大师邓铁涛教授医案及验方（脾胃肌肉病篇）》，参编著作 7 部。获广州中医药大学校级奖项 2 项，广州中医药大学第一临床医学院、附属医院等院级奖项十余项，省学会奖项 1 项。

许鑫梅教授简介

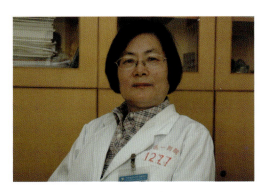

许鑫梅，女，江苏省吴江市人，1940年6月出生。教授、博士研究生导师，广东省名中医，国家级重点专科脾胃病科、重点学科脾胃消化学科学术带头人。历任广州中医药大学第一附属医院消化内科主任，脾胃研究中心副主任，享受国务院颁发有突出贡献专家特殊津贴，全国第三批、第五批老中医药专家学术经验继承人指导老师，兼任中国中医学会内科脾胃专业委员会委员、中国中西医结合学会广东分会脾胃专业委员会委员、《新中医》杂志常务编委、《中医杂志》审稿专家，全国名老中医药专家传承工作室"许鑫梅名医工作室"指导专家。

许鑫梅教授1964年毕业于广州中医学院医疗系（本科），长期在广州中医药大学第一附属医院、第一临床医学院工作，从事中医教学、医疗、科研和管理工作50年，先后承担"中医内科学"、"中西医结合内科学"的教学工作，特别是消化系病、老年病的教学、临床与研究工作。先后招收硕士研究生18名、博士研究生12名；全国第三批、第五批老中医药专家学术经验继承人共4人，已出师2人。毕业的学生均在各自的工作岗位上取得了较好的成绩。

许鑫梅教授勤于著书，善于总结，主编《内经要览》、《养生长寿》、《临床诊疗常规》，副主编《中医内科学》、《中医内科五脏病学》，参编《现代中医治疗学》、《实用中医消化病学》等多部教材、专著。撰写的《慢性胃病从肝论治》、《慢性胃炎消胀六法》、《老年性溃疡病证治分析》、《慢性胃炎从郁论治》等30篇医学论文在国家级杂志上发表。先后被邀请到各地讲学，受到学员的一致好评。

许鑫梅教授在长期的医疗工作中不断探索，治疗各种内科疾病疗效显著，尤其擅长治疗消化性溃疡、慢性胃炎、慢性结肠炎、肝胆胰疾患及老年病等。在诊疗工作中辨证与辨病相结合，药物与综合治疗相辅相成，药物与药膳互补，重视脾胃病从肝论治，注意心理因素对患者的影响，主持或参与研制了胃肠宁、胃炎消、肠炎灵、消胀片、健脾养荣片及清幽漱口液等制剂，已被广泛应用于临床。许鑫梅教授遵李东垣之"脾胃内伤学说"，即"内伤脾胃，百病由生"的基本思想，提出：脾胃患者不少为本虚标实之体，其本虚为脾气虚或阴虚，故在治疗内科疾病尤其是胃肠消化病时重在补益脾胃，升发元气，在溃疡病的治疗中倡导健脾补气为本，治疗慢性胃炎重视分型辨治，施以消胀六法；并首次提出"胃咽相关"学说，处方"许氏胃咽合剂"在临床应用上疗效显著。

许鑫梅教授作为临床负责人，参与国家"七五"攻关课题"脾虚证候产生机理"及"八五"攻关课题"胃炎消片治疗胃癌癌前病变的临床与实验研究"的研究，主持"中药诱导壁细胞凋亡及抗溃疡复发的研究"、"消痞冲剂治疗慢性胃炎及其胃黏膜细胞的超微结构立体计量学研究"、"健脾养荣片治疗白细胞减少与低蛋白血症的临床研究"、"桂贝止痛液治疗脘腹痛的临床和实验研究"等广东省中医药管理局、广州中医药大学的科研课题研究。其中，作为主要完成人，"和胃片治疗消化性溃疡病的临床与实验研究"获1986年广东省高教局科技进步三等奖；"阿霉素的细胞毒性及六君子汤防治作用机理研究"获1998年广东省中医药管理局二等奖、广州中医药大学基础研究二等奖；"消胀冲剂治疗慢性萎缩性胃炎的临床与实验研究"获1999年广州军区后勤部三等奖。因科研工作成绩突出，于1997年获广州中医药大学"突出贡献科技工作者"奖。

序

脾胃疾病是临床上的常见病与多发病，严重危害人类健康，影响人们的生活、学习和工作。中医认为脾胃为后天之本，气血生化之源，"四季脾旺不受邪"、"脾胃内伤、百病内生"，故对脾胃病的治疗和研究一直为历代医家所重视。经过几千年的临床实践和经验的积累，形成了较为完整的理论体系——脾胃学说。在脾胃学说的指导下，中医药治疗脾胃病的疗效独特，涉及的病种覆盖脾胃系疾病的方方面面。中医药治疗脾胃病的优势最明显的是效果稳定持久，安全性较高，而且结合了中医体质理论，在某些症状的控制方面非常明显，比如对上胃肠道的胃胀、早饱、嗳气、咽部异物感、烧心胸痛、口苦口臭等，以及对下胃肠道的腹痛、腹胀、便秘、腹泻等均显示明显效果！较之西医治疗，中医药更显灵活性和个体化！

许鑫梅教授在临床工作 50 余载，一直推崇脾胃学说，她认为中医对脾胃系疾病的防治有丰富的经验和独到之处。其特殊和优势具体体现在以下几点：首先是整体调节，中医认为人体是统一的整体，五脏六腑是相互关联的，一脏功能失常，必影响它脏或由他腑功能失调所致。所以，中医治疗脾胃病，并非单治脾胃，而是从整体调节，使各脏腑的气血阴阳平衡，而达到治病的效果。其次，治疗用药灵活多变，遵循辨证论治原则，因时因人因地制宜。如春季肝气旺，故应防止肝木克土，宜适当疏肝健脾；夏季湿气盛，易健脾利湿；秋冬季节燥气盛行，宜养阴润燥。此外，中医治疗手段多样，有中药内服、外敷、药浴、针灸推拿、食疗等，均可补益虚损、调畅气机的作用，并且副作用极小，许多治疗脾胃病的中药是日常生活中常见的食物或辅料，如生姜、大枣、茯苓、薏苡仁等。

许教授在多年的临床工作中不断积累经验，在脾胃系疾病治疗方面有了很多自己独到的体会。除了中药汤剂、中成药等治疗外，许教授特别注意对于患者情绪方面的疏导，通过转换医生与病人治疗关系，建立起一种朋友之间的信任感，往往能使很多功能性疾病收到意想不到的效果，同时许教授会耐心的给病人示范一些按摩的方法，对于改善患者如咽部不适、咽部异物感、肛门坠胀感等亦有很好的效果。同时创新性的提出"胃咽合病"，强调胃病、咽病会互相影响，提倡必须把咽病、胃病合而治之，这一理论正是符合中医整体观点。

作为许鑫梅教授全国名医中医药专家第三批的学术继承人、全国名老中医许鑫梅教授名医工作室负责人，编者以及团队成员通过收集许鑫梅教授门诊、病房诊治脾胃系疾病的资料，总结其在治疗慢性胃炎、消化性溃疡、老年胃病、肝病、肠道疾病等多种脾胃系疾病的遣方用药，进行归纳分析许鑫梅教授的用药特点，同时推出许教授常用的验方篇，供广大中医爱好者分享与学习。

希望本书能对致力于中医药诊疗脾胃系疾病的医师有所帮助、对广大读者能够有所裨益。

在编写过程中，我们力求学术严谨、文字简练。但由于本人水平有限，且著者众多，书中难免有错漏之处，敬请各位读者提出宝贵意见。

本书的出版得到"全国名老中医药专家许鑫梅教授传承工作室建设项目"（国中医药人教函〔2012〕149号）的资助！在此一并表示感谢！

编 者

2015年4月28日于广州中医药大学

目录

认识脾胃病 ……………………………………… 001
- 脾胃为脏腑核心 ……………………………… 001
- 脾胃亏虚，五脏受病 ………………………… 003
- 脾胃病与心理因素 …………………………… 004
- 脾胃病与饮食劳倦 …………………………… 005
- 提高认识，搞好脾胃病调治 ………………… 006

"胃咽合病"与"胃咽合治" …………………… 008
- 古代中医对胃咽相关的认识 ………………… 008
- 现代医学对胃咽相关的认识 ………………… 010
- "胃咽合病"中医证型分析 ………………… 013
- "胃咽合治" ………………………………… 014

治疗篇 …………………………………………… 021
- 慢性胃炎 ……………………………………… 021
- 消化性溃疡 …………………………………… 037
- 老年胃病 ……………………………………… 045
- 肝病 …………………………………………… 049
- 肠病 …………………………………………… 064

验方篇 …………………………………………… 077
- 胃炎 …………………………………………… 077
- 胆汁反流性胃炎 ……………………………… 101
- 胃肠功能性紊乱 ……………………………… 104
- 反流性食管炎 ………………………………… 114
- 许鑫梅教授常用处方 ………………………… 117

养生宜忌篇 ……………………………………… 124
- 饮食疗法 ……………………………………… 124
- 心理疗法 ……………………………………… 132

按摩疗法 …………………………………………………………… 133

建设期论文 …………………………………………………………… 137
参考文献 …………………………………………………………… 139

许鑫梅教授致力于脾胃病证的临床及实验研究数十年，承先贤理法、秉中西医学术，融汇创新，务求实效，针对消化系统各种脾胃病证，在实践中创立疗效显著的辨证用药体系，且重视心理调护，临证疗效显著，深受赞誉，现将许鑫梅教授关于脾胃病的见解总结如下。

脾是五脏之一，在人体生命活动中占有重要地位，称为"后天之本"。《黄帝内经》有"脾胃者仓廪之官，五味出焉"、"胃者五脏六腑之海也"、"五脏六腑皆禀气于脾"，为脾胃学说奠定了基础。在《内经》、《难经》对脾脏论述的基础上，张仲景在《金匮要略》中提出了"四季脾旺不受邪"，奠定了脾胃学术思想的基本框架；李东垣重视脾胃，认为"脾胃之气既伤，元气亦不能充，而诸病之由生，扶正必先补脾土"，形成了"补土"为主的一大学派。此后，历代医家对其进行了深入的研究与探讨，使脾胃理论日臻完善。

脾胃为脏腑核心

藏象学说是中医基础理论的核心。脾脏为藏象学说中的重要脏器，是肝、心、肺、肾四脏生理活动的中心。鉴于脾脏在五脏及整个人体中的重要作用，后世医家在脾胃藏象学说的基础上形成了继《内经》"阴阳五行学说"、"脏腑学说"、"气津液学说"、"精气学说"、"仲景伤寒学"、"温病学说"等之后的有关单个脏器的学说——"脾胃学说"。

中医之脾包括脾胃在内相当于西医除肝、胆外的整个消化系统器官。如《素问·太阴阳明论》有"脾与胃以膜

认识脾胃病

相连耳，而能为之行其津液……"，《灵枢·本输篇》有"大肠、小肠，皆属于胃，是足阳明也"，《素问·六节藏象论》有"脾胃、大肠、小肠、三焦、膀胱者……通于土气"，故此建立起脾胃藏象体系，也为后世脾胃论的兴起、发展奠定了基础。

《素问·灵兰秘典论》："脾胃者，仓廪之本，五味出焉"。脾胃为"仓廪之官"，又是"仓廪之本"，为供养全身营养的根本，又是维持人体生命活动的重要环节。体现在：

① 后天之本，气血之源。人体的各种生命机能无不是以气血为基础。《素问·调经论》："人之所有者，血与气耳"。而气血主要由水谷化生，"得谷则昌，失谷者亡"，气血根源则依赖于脾胃的运化水谷和运化水湿的功能。张景岳有言："血者水谷之精气也，源源而来，而实生化于脾"。清代张璐在《张氏医通》中亦说"气之源头在于脾"，指出脾胃是人体给养仓库，盖气和血依附互化均来源于水谷，化生于脾胃，为人体生命活动的动力和源泉。

② 五脏之本。《灵枢·营气》："营气之道，内谷为宝，谷入于胃，乃传之肺"，"营者，水谷之精气也"，"营出于中焦"，"脾胃……营之居也"，指五脏六腑的生理功能皆赖气血濡养，气血化生则赖脾胃运化，故脾胃的旺与衰决定着五脏气血的多与少。如明代李中梓《医宗必读》所言："人体一有此身，必资谷气，谷入于胃，洒陈于六腑则气至，和调于五脏而血生，而人资之以为生者也"，故脾胃为五脏之本。

③ 气机之枢。《素问·六微旨大论》曰"升降息则气立孤危"，指五脏六腑、五体七窍、四肢百骸、经络的生理活动，以及气血精津的生成、输布、排泄皆赖气的推动作用。同时，气机的条达通畅亦赖脏腑、气血生理活动的协调运行。气机的升降出入为人体生理活动的具体体现，故气机运行的趋势、平衡与全身各脏腑的生理活动相互影响、相互作用。《伤寒论直解》提出"阴阳与水火，位居上下，而土居其中，上下交合，必由中土。"五脏与五行相配，脾为己土，属太阴主升，胃为戊土，为阳明而主降，皆位居中央，运转四旁，长养四时。五脏气机升降的活动规律，居上者以降为顺，居下者以升为健，脾胃枢纽以阴升阳降，运

行五脏之气，使五脏气机升降正常，以维持正常的生命活动。《难经·四难》有云："呼出心与肺，吸入肾与肝，呼吸之间，脾受谷味也"。脾胃为枢，运转四周脏气以共同维持呼吸的吐故纳新活动，可见人体五脏结构是以脾胃为中心而构成的有机整体，五脏的正常气机共同维持着人体的生命活动，这也是脾胃为"仓廪之本"的体现。

脾胃亏虚，五脏受病

人体是有机的整体，脾胃为后天之本，气血生化之源，直接影响着人体的机能，五脏六腑皆秉脾胃之气以生息。因此，脾胃发生病变，气血津液生成减少及其代谢失常所形成的病理产物，必然影响到其他脏腑的生理功能而引起疾病。体现如下：

其一，《内经》有云"正气存内，邪不可干"，李杲《脾胃论》曰"气或乖错，人何以生？病从脾胃生者四也。"以此为基础，东汉张仲景明确提出"四季脾旺不受邪"，"见肝之病，知肝传脾，当先实脾"，并重点探讨了以脾阳虚为主的太阴病，制定了一系列调治脾的有效方药，如小建中汤、理中汤。至金代，李东垣有"贼邪不能独伤人，诸病从脾胃而生"，"内伤脾胃，百病由生"之说，论述了正常的自然界的风、寒、暑、湿、燥、火六气变化不会伤及五脏六腑，只有六气非时而至，或过而不至，侵袭机体后才会伤人致病，但若形气虚弱，则易招致外邪，使外邪乘虚入侵而得病，盖因"邪之所凑，其气必虚"。反之，若"正气存内"，即使猝然遇急风暴雨，因脾胃元气不虚，抗病力强，外来之邪亦不能独伤人。

其二，"脾为生痰之源"、"百病多由痰作祟"。脾胃亏虚，运化水湿失常，水湿内停，痰饮内生，内阻气机，随气升降，无处不到，或阻肺，或停于胃，或蒙心窍，或郁于肝，或动于肾，或流窜经络而变生诸证。

其三，外感六淫、内伤七情、饮食劳倦皆可致脏腑阴阳失衡，气机升降失调，气血运化失常，脾脏亦在其中受累。同时，余脏腑病变及其形成的病理产物也可累及脾脏。此时通过补脾脏可调衡各脏阴阳之气，达到"气归于权衡"、"脏气平和"，以有利脏腑病变的好转。正如东垣所说："其治肝、心、肺、肾有余不足，或泻或补，惟脾胃之药为切"，"善治病者，惟在调和脾胃"；徐春圃亦有"治病先顾脾胃"之说，皆如此言。

总之，脾胃在五脏中具有重要地位，无论外感病或是内伤杂病，脾胃生理功能正常与否决定了全身各脏腑的生理、病理情况，其盛衰作为内因是发病与否的关键因素，善治病者安脾脏可以调五脏、和气血。

脾胃病与心理因素

李东垣在研究脾胃病证时十分重视情志精神因素，如《脾胃虚实传变论》中说："饮食失节，寒温不适，脾胃乃伤，此因喜怒忧恐，损耗元气，资助心火，火与元气不两立，火胜则乘其土位，此所以病也。"说明了情志因素在脾胃的发病中十分重要，对此清代叶天士在《临证指南医案》中更明确提出："肝为起病之源，胃为传病之所。"

西医学 7 种经典心身疾病为原发性高血压、消化性溃疡、支气管哮喘、甲状腺功能亢进、类风湿性关节炎、溃疡性结肠炎和神经性皮炎。中医学则将脾胃病证的心理因素归为肝与脾胃的关系，如肝脾失调、肝胃不和、土虚木乘及木乘土位等。现在已经可以通过动物实验，或人体的生物化学、免疫学方面测试得到证实。如有人观察到小白鼠在受到严格束缚的情况下，在振荡器上紧张颠簸可以发生胃溃疡。人体在紧张、焦虑、激动及愤怒时，胃液分泌量增加，胃酸和胃蛋白酶含量均增高，胃蠕动加快、加剧；抑郁、悲哀、沮丧时则胃液分泌量减少，胃酸和胃蛋白酶量下降，胃蠕动变慢。

在考试期间，时常有学生诉说胃部饱胀、疼痛、嗳气多、反酸等不适，而考试完毕后无需治疗上述症状即可消失。我们曾对 60 名经检查身体健康的大学生进行纤维胃镜及病理切片检查，其中 38 人有慢性浅表性胃炎或球部浅溃疡，这些学生平时可以完全没有症状，当进入考试阶段，因功课繁忙、精神紧张等心理因素的影响，胃酸分泌加剧、运动功能紊乱而出现症状。考试结束返回家乡度假，上述心理因素清除，胃肠功能又可恢复到基本正常水平而症状消失。有一位女患者，经纤维结肠镜证实为横结肠憩室炎，平时仅表现腹胀、大便溏烂、排便乏力、舌淡而嫩等脾虚证候，每因精神紧张或过劳，则发生肠鸣、腹痛、排黏液便、胸胁胀痛、嗳气频多等肝脾失调证候。国外有2位学者通过积累资料，对被观察的对象进行研究后发现，在2年内屡遇生活重要事件，需要做出重大再适应的个体中，80%会患病，且其疾病的严重程度与这2年积累的生活危机事件数量有关。

脾胃病与饮食劳倦

祖国医学认为胃为水谷之海，饮食入胃，经脾运化，化生精气输转到身体各部，以滋养周身，若饮食不节则损伤脾胃，而引起各种病症。现在人们生活安定，饮食丰富，但仍有不少人患脾胃病，可见食之不当也会有害，如酒和茶都是人们常用的饮品，适量饮用有益健康，若过量则反而有害。《本草纲目·酒》篇曰："少饮则和血行气、壮神御风、消愁遣兴，痛饮则伤神耗血、损胃亡血、生痰动火。"酒虽为水谷酿成，其味甘辛、其质如水、其性如火，急骤过量饮酒能使胃黏膜充血水肿，甚至糜烂出血，发生急性胃炎；长期饮烈性酒，可使胃黏膜细胞浆脱水发生沉淀而受损伤，引起慢性胃炎。茶叶性味甘苦寒，有清热利湿、生津止渴、消食去腻之作用，饮茶以清淡适量为宜，在《本草纲目·茗》中指出："若虚寒及血虚之人，饮用既久，则脾胃恶寒，元气暗损，土不制水，精血潜虚，成痞胀，成痿痹，成黄瘦，成呕逆，成洞泄，成腹痛，成疝瘕，种种内伤，饮茶之害也。"茶叶浸泡过久，茶汁过浓，析出的鞣酸、茶碱过多，可以损伤胃黏膜。关于吸烟与胃疾病的关系越来越受到人们的重视，现已观察到长期大量吸烟可使幽门括约肌舒缩功能失调，胆汁返流而损害胃黏膜，以致发生炎症、溃疡等病变。现在还有不少人追求服用补品来补养身体，对于食品和补品应如何选择应用呢？正如《金匮要略》中指出："所食之品，有与病相宜，有与身相害，若得宜则补体，为害则成疾。"不论进食补品还是利用食物来防病，一定要注意食品的性与味，五味调和而性平，能滋养五脏而有益健康，反之轻则伤及脾胃，甚至造成五脏之气偏胜、偏衰而发生各种疾病。如有一溃疡病患者自认为证属虚寒，经常进食胡椒猪肚汤、姜炒饭等食品以补虚散寒，初时觉胃痛减少而欣喜，继而觉胃痛剧烈而难忍，恐得胃癌而惶恐不安，经胃镜检查溃疡依存，胃黏膜炎症明显活动，经辨证与辨病结合治愈。

《脾胃论·脾胃盛衰论》曰："形体劳役则脾病，脾病则怠惰嗜卧，四肢不收，大便泄泻；脾既病，则其胃不能独行其津液，故亦从而病焉。"如不少胃痛患者会在长途旅行或建屋装修等情况下引起发作，肠易激综合征的发作更与饮食劳倦、精神因素有关。以往胃痛好发于秋冬、冬春季节转换气候多变之际，现时即使夏季也有不少人胃痛剧发，伴呕吐出血等，究其因与不少人恣食冰冻饮料、瓜果或空调、风扇用之太过有关。

提高认识，搞好脾胃病调治

在临床上经常遇到胃痛、泄泻等脾胃病患者，时发时止而成为慢性病，详细询问之，其中不少溃疡病和慢性胃炎患者，一方面服用各种中西医药物进行治疗，另一方面却照旧大量吸烟、饮酒与喝浓茶，为什么医生已劝告患者要戒除这些嗜好而患者不予接受呢？因有不少患者对于家庭和工作中遇到的困难与麻烦缺少能使自己心理保持平衡的应对能力，因而常处于焦虑情绪之中，误认为吸烟饮酒可减轻焦虑。因此，我们在诊治这类患者时，一定要向他们讲清楚心理因素、饮食劳倦对脾胃病发生与发展的关系，以取得患者的理解而减少这些致病因素。也有不少脾胃病患者初期诊治疗效显著，如溃疡病在服药后迅速止痛，但止痛后就停止治疗，当胃痛再发作时再治疗，如此反复则疼痛发作周期逐渐缩短，疼痛程度越来越剧烈，治疗也难以见效，有些人因此而怀疑自己得了癌症而惶恐不安。对此，我们应让患者了解自己的病情及治疗步骤，如溃疡病的初发则浅而易愈，久治不愈不但溃疡深大，而且边缘成了"老烂疮"难以修复，故溃疡病的治疗除消炎制酸止痛外，尚需在缓解期着重进行健脾收敛生肌等治疗，以期溃疡灶愈合而不复发。

脾胃病患者不少为本虚标实之体，其本虚为脾气虚或阴虚，往往夹有湿热、气滞、血瘀、食积等邪，故治疗先以清热利湿、疏肝理气、行气活血等法为主以消除急性炎症，当病情进入缓解期或恢复期则应治本为主，加强健脾补气，或益气养阴，佐以清热敛疮生肌之品，以促进溃疡愈合或恢复胃的正常分泌和运动功能。曾治疗一位患慢性胃炎的妇女，在各处求治已3年，均为初治有效，随后又反复，致饮食不下、身体消瘦，年仅35岁已停经半年。观察前医所用多为清热消炎方药，细询家庭情况为一个体商户，除生养3个孩子全职做家务外，尚须帮忙看店，来诊时患者面色苍白、形体消瘦、胃脘饥嘈而纳呆、大便干且排出乏力、舌淡嫩边有齿印、苔薄黄、脉弦细无力，辨证为脾气虚弱、胃热郁滞，初用自拟消胀散方治疗，终以黄芪建中汤加味调治后胃纳好转、体重增加、月经复潮而恢复日常工作。现在由于检查手段的发展，使不少病人在辨病方面都较易明确，但尚须结合病人的体质、病程长短、其症反映的寒热虚实等情况，按辨证与辨病相结合的治疗方法以求提高疗效。

"胃咽合病"与"胃咽合治"

许鑫梅教授在多年临床中发现，部分慢性胃炎、反流性食管炎、消化性溃疡等疾病患者伴有咽喉部或胸骨后有梗阻感，即除胃肠道表现外，患者常诉咽部痒痛、干燥、似有物梗、声音嘶哑、咳嗽、咯痰等症状，咽部检查呈现咽部黏膜充血、淋巴滤泡增生，或黏膜萎缩、黏膜下血管显露，或兼有扁桃体红肿等征象。许鑫梅教授将这一临床现象称之为"胃咽合病"，认为其发病机制主要是患者胃内的酸性内容物反流至咽喉部，腐蚀咽喉黏膜所致；或者患者将鼻、口、咽喉等局部病灶的细菌或其分泌产生的毒素吞咽入胃，对胃造成长期反复的刺激而形成胃病。另外，还有不少患者素来患有咽部疾病，时常服用抗菌消炎药或各种寒凉中成药后引起或加重胃肠道症状，咽病性质多属于热，用药宜凉忌热；而胃病性质多属于寒，用药宜温忌寒；如果将咽病、胃病分而治之，单用清咽药如银花、薄荷之类则会加重胃痛，或单用温胃药如附子、干姜之类又会加重咽痛，因此，必须把咽病、胃病合而治之。许氏"胃咽理论"正是符合中医整体观点，强调胃病、咽病会互相影响，在治疗上二者需同时兼顾。

古代中医对胃咽相关的认识

从解剖位置的认识上，古代中医已提出咽下接食管，直灌入胃，是水谷入胃的必经之路。《喉科指掌卷·咽喉大纲论》云："夫咽喉者，左为咽，右为喉。咽属胃，喉属肺"。明代翟良的《经络汇编·脏腑联络分会详说》有"咽在后，主吞咽，名咽门；其管柔空，其软若皮，下接胃本，为饮食之路，水食同下，并归胃中，此食管也"的提法。清代章楠的《灵素节注类编·阴阳发病诸证》中则提到"咽者，胃之食管，与肺喉前后相并者"。可见在古代对咽、食管与胃的解剖认识已与现代医学相近。

生理上咽具有吞咽的功能，是水谷和气体共同的通道，俗称"关隘"。《素问·太阴阳明论篇》曰："咽主地气"。《灵枢·忧恚无言论》曰："咽喉者，水谷之道也"。《重楼玉钥·喉科总论》曰："夫咽喉者，生于肺胃之上。咽者，燕也。主通利水谷，为胃之系，及胃气之通道也"。《诸病源候论》卷三十提倡"咽喉为脾胃之候"说，脾主升清，主运化水谷精微，与胃相表里。咽的功能有赖于脾的升清与胃的降浊功能的协调，即脾的运化功能正常，津液才能上升，咽才得以滋润。

病理上咽主地气，与脾胃相通，一旦脾土虚弱，生化乏源，也不能将升清的水谷精微向上转输至头目、咽喉等部位，则咽喉得不到精血津液的滋润、濡养。《证治准绳·咽喉》曰："肺主气，天也；脾主食，地也；于是喉纳气，咽纳食。纳气者从金化；纳食者，从土化……土化变动为湿，湿则泥，泥则壅胀而不通，故在咽谓之肿"。《喉风论·咽喉总论》的"邪盛于胃，上则为咽病"详细说明了咽与脾胃的病理关系。

慢性胃病常见咽部异物不适感，该症状可类似于中医学中"梅核气"范畴，以其如梅核窒碍咽喉故名，《金匮要略·妇人杂病脉证并治》所载述"咽中如有炙脔"当属此病。《赤水玄珠·咽喉门》"梅核气者，喉中介介如梗状"，《古今医鉴·梅核气》"梅核气者，窒碍于咽喉之间，咯之不出，咽之不下，核之状者是也"，都生动地描述了梅核气的临床表现。从中医病机分析来看，梅核气乃因气郁痰凝而致，肝失疏泄，肝气郁结，常首先影响脾胃的升降纳化功能，造成升降失司、纳化失职，气机壅塞，津停凝聚成痰，临床表现为脘胁胀痛或脘痞、纳谷不馨、嗳气、大便失调等。若脾失健运，则津液代谢失常，气血生化无源，咽失去濡养，故出现咽干隘痛，咽部肌膜肥厚不利。若胃阴不足，则浊气上升，熏蒸咽喉，可出现咽部干痛不适，脉络暴露。

若脾胃升降失常，脾湿上犯，则咽嗌不利，黏膜肥厚；若脾胃虚弱，气血失养，则咽干肌萎；如若脾胃积热，上蒸于咽喉，则喉咽肿痛，吞咽不利，如《血

『胃咽合病』与『胃咽合治』

证论·卷六·咽喉》所云："凡咽痛而饮食不利者，胃火也"。又如《诸病源候论》第七篇之《喉咽肿痛篇》有"咽者，脾胃之候，气所上下。脾胃有热，热气上冲，则喉咽肿痛。夫生肿痛者，皆挟热"，又有"十二经脉，有循颊喉者；五脏在内，而经脉循于外。脏气虚，则经络受邪；邪气搏于脏气，则生热；热乘其脉，热搏咽喉，故令喉痛也"。从咽之吞咽功能的强弱好恶，便可测知脾胃受纳运化功能的乖僻；从咽腔黏膜的荣润干枯，便可测知脾胃化生水谷的盛衰。

中医经络学将脾胃与咽喉的关系解释，如：《素问》中有"胃经走行：……上齿中出挟口环唇，循下颌角前，沿咽喉入缺盆"，"脾经走行：……上行挟食道二旁，循经咽喉连于舌根"，由此可见脾经、胃经从经络上都经过了咽喉部，因此，二者病变将直接影响到咽喉。其中咽喉部位的人迎穴、水突穴属足阳明胃经穴位，水突穴穴义为胃经经水在此大量气化上行天部，此二穴主治咽喉肿痛。

现代医学对胃咽相关的认识

一、解剖生理基础

咽部神经末梢极为丰富，感觉灵敏，主要分布的神经有舌咽神经、迷走神经、三叉神经第二支、副神经、颈交感神经的分支等，远离咽喉的许多脏器和全身许多器官，如食管、胃、十二指肠均分布有迷走神经，所以，当这些脏器发生疾病时，迷走神经通过反射和传导作用，或通过迷走神经作用于食管，使食管运动增强、环咽肌发生痉挛，就可使咽部发生异常感觉。所以，当胃炎、胃酸减少、幽门痉挛、胃十二指肠溃疡及胃癌等疾病发生时，都可以通过神经反射，引起咽部诸多不适症状。

在人体发育过程中，胚胎期的第四周，前肠端膨大成憩室状的原始咽，背腹面变扁平，并向两侧伸展逐步形成咽部。而十二指肠、总胆管开口以上的消化管也均由前肠分化演变而来，因此其感觉神经是上下相通连的，所以，当出现如胃十二指肠溃疡、胃酸减少、急慢性胃炎、胃癌、幽门痉挛等消化道病变时，炎症因素刺激大脑皮层，通过神经传导会出现相应的咽部感觉异常。咽部异常也可由交感神经兴奋或抑制而引起的口腔内腺体分泌紊乱所导致。

二、发病机制

1. 胃食管反流因素

西医已发现，咽喉部疾病的某些临床表现，如咽喉痛、声嘶及吞咽不畅等，随着胃食管反流病（GERD）的有效治疗症状立即缓解，因此推测 GERD 与咽喉疾病两者之间可能存在某种联系。多数患者胃食管反流症状越重，咽喉部症状也越明显，间接喉镜及胃镜检查黏膜有一定的病理改变，经对患者给予抗酸及促胃动力药治疗后，胃食管反流症状明显改善，镜下病理完全或大部分改变，进一步证实胃食管反流是导致反流性咽喉炎的重要原因。

胃食管反流引起的咽喉炎可能与咽喉部抗返酸能力较弱有关。已知食管黏膜中富含的碳酸酐酶（Ⅰ～Ⅳ型）能促使 CO_2 生成 HCO_3^-，使食管黏膜 pH 从 2.5 提高到接近 7.0，防止黏膜受到胃酸的损害；而咽喉某些部位（如声带附近）黏膜包含的Ⅲ型碳酸酐酶会在反流物作用下迅速耗竭而 HCO_3^- 产生减少，因此咽喉黏膜对酸刺激更敏感。对于食管来说，每天 50 次的反流都被认为是正常的，而对于咽喉部，每天有 4 次反流就属异常。实验证明，咽喉部每周暴露于胃酸 3 次就会造成有意义的病理性损伤，反流物成分与咽喉损伤的大小也有密切关系。现有研究证明，反流物中胃酸和胃蛋白酶起主要的咽喉损伤作用；十二指肠内容物（如胆酸等）对咽喉黏膜只有轻微的损伤作用，且胆酸只在酸性环境下起损伤作用。因此，反流物对咽喉部黏膜的损伤大小可能和局部 pH 环境相关。如果能提高咽喉部 pH 值，就可能明显降低反流物对咽喉的损伤。

2. 精神心理因素和脑肠轴异常

咽部异感症无伴随咽喉、食管实质性病变者，属癔球症范畴。癔球症又称咽喉部异常感觉症、咽部神经官能症、咽部功能不适等，以食管或气道广泛不适感但无实质性病变为特征。癔球症是咽部梗阻感的一种主观症状。癔球症的发病率很高，据国外报道，普通人群 46% 的人曾有过癔球症的经历，到消化科或内科就诊者越来越多。高萍等观察的癔球症病例常伴有上腹部不适等症状，而胃镜无一例外地显示食管正常，而胃窦部有不同程度的急性炎症表现，同时伴有幽门螺杆菌（HP）感染，考虑癔球症可能是慢性胃窦胃炎加重的重要临床症状，精神因素导致胃十二指肠运动障碍可能是发病原因。因此，癔球症是精神因素诱发加重的功能性消化不良（FD）和胃窦炎的综合表现。

癔球症病因尚不十分明确，考虑与心理因素、食管动力障碍、胃食管反流及感觉异常相关，其中心理因素越来越引起学者的关注。根据罗马Ⅲ诊断标准，癔球症是指持续或间断发作的咽喉部非疼痛性团块感或异物感；感觉发生于两餐之间，无吞咽困难或吞咽痛，没有胃食管酸反流引起症状的证据，没有伴组织病理学异常的食管动力障碍。诊断前症状出现至少6个月，近3个月症状符合以上标准。罗马Ⅲ标准为全面理解癔球症指明了方向，精神心理因素和脑肠轴异常是其主要病理生理机制之一。

三、西医治疗

1. 质子泵抑制剂（PPI）等药物

反流物对咽喉部黏膜的损伤大小可能和局部pH环境相关。如果能提高咽喉部pH值，就可能明显降低反流物对咽喉的损伤。PPI治疗反流性咽喉炎时，能明显抑制胃酸分泌，使反流的胃酸减少，首先胃的不适症状可以减轻，此外保护咽喉及食管黏膜，使其二者免受胃酸侵蚀，从而缓解咽喉部及食管的症状。可行诊断性治疗以进一步探讨反流性咽喉炎与GERD之间的关系。目前，越来越多的医者发现以慢性咽喉炎为主要表现的慢性胃病就诊，西医治疗上给予质子泵抑制剂、促胃动力剂及胃黏膜保护剂治疗后咽喉炎症状明显缓解及消失。部分胃食管反流病患者可表现为慢性咽喉炎，予以PPI治疗后，可显著改善症状。

2. 抗焦虑抑郁药物

针对临床中许多癔球症患者就诊时常伴有睡眠障碍和自主神经功能紊乱的症状，最突出的是睡眠障碍。氟哌噻吨美利曲辛片能有效改善神经症患者焦虑、抑郁状态，显著改善原发性失眠，提高睡眠质量。在联合应用组（氟哌噻吨美利曲辛片联合埃索美拉唑）患者中，针对癔球症本身症状的有效率同单用埃索美拉唑组相比，提示抗抑郁药物对改善癔球症相关的食欲不振及腹胀等自主神经功能紊乱具有临床意义。癔球症发病可受心理、情绪因素主导，中枢致敏作用也可能增强其兴奋性，导致内脏刺激传入中枢的信号放大。

"胃咽合病"中医证型分析

"胃咽合病"病位主要在脾、胃、肝、肺，病性多属本虚标实，其中气虚和阴虚为本虚最主要证候要素，气郁和痰为标实最主要证候要素。

一、肝胃不和

许鑫梅教授认为胃咽合病多因患者胃内的酸性内容物反流至咽喉部腐蚀咽喉黏膜所致，中医认为吐酸病所致。吐酸一证与肝胃相关，高鼓峰在《医家心法·吞酸》中指出："凡是吞酸，尽属肝木曲直作酸也"。《症因脉治》中认为："呕吐酸水之因，平时郁结，水饮不化，外被风寒所束，上升之气，郁而成积，积之既久，湿能生热，湿盛木荣，肝气太盛，遂成木火之化，因吞酸、吐酸之症作矣"，而"恼怒忧郁，伤肝胆之气，木能生火，乘胃克脾，则饮食不能消化，停积于胃，遂成酸水浸淫之患矣"。因此肝气瘀滞，横逆犯胃，胃失和降，导致嗳气、吞酸，进而引起咽喉黏膜受腐蚀是本证的病机关键。

二、气郁痰阻

中医认为肝失疏泄，肝气郁结，常首先影响脾胃的升降纳化功能，造成升降失司，纳化失职，气机壅塞，津停凝聚成痰。此类证型多以肝胃不和导致气机郁结为病机，痰邪为病理产物，因此肝胃不和证较易合并有气郁痰阻。此外，脾失健运，水湿内生，可以凝聚生痰，因此有部分证型为脾胃气虚或脾胃湿热合并气郁痰阻。

三、脾胃虚弱

脾主运化，《素问·玉机真藏论》所谓"脾为孤脏，中央土以灌四傍"，《素问·厥论》"脾主为胃行其津液者也"，因此，脾气的运化功能健全，则能为化生精、气、血、津液等提供充足的养料，咽喉能得到充足的滋润濡养而发挥正常的生理活动，若脾气的运化功能减退，也必然影响食物的消化和水谷精微的吸收。此外，脾主升清，一旦脾气虚弱，也不能将升清的水谷精微向上转输至头目、咽喉等部位，则咽喉不得精血津液的滋润、濡养，故出现咽干隐痛，咽部肌膜肥厚不利。

四、肺胃阴虚

《证治准绳·咽喉》曰："肺主气，天也；脾主食，地也；于是喉纳气，咽纳食。纳气者从金化；纳食者，从土化……土化变动为湿，湿则泥，泥则壅胀而不通，故在咽谓之肿"。肺胃阴虚证者多因胃病反复发作，缠绵难愈，病程较长，导致胃津干枯，上不能滋润咽喉，则咽干口燥；肺津不继，虚火挟肺胃之气逆而上冲，结于咽喉，属中医的母病及子，即胃中有病殃及肺金。

总之，本病以痰凝咽部为标，脾胃受损、气机不利是本，治疗必须标本同治，本病靶位主要在脾、胃、肝、肺，多表现为脾胃的升降纳化功能失司，或因肝胃不和引起，或因脾胃虚弱所致，气机壅塞，津停凝聚成痰，停滞中焦则见脘痞、嗳气，不通则痛，故见胃脘疼痛，痰邪循经上犯咽喉，故见咽中异物感及刺激性的干咳、干呕或清痰声。

"胃咽合治"

一、独创"胃咽合剂"

通过上述对胃咽合病的病因病机的分析，我们知道本病病位在胃，与脾密切相关。根据"虚者补之，实则泻之、热者寒之、寒者热之"的治疗原则，许鑫梅教授运用补其本虚的基本原则，立健脾益胃、理气止痛之法，结合现代胃黏膜防御机能失调、胃肠运动功能失调等理论，胃咽合剂由此而立。

胃咽合剂基本药物组成有：党参、茯苓、白术、甘草、苏梗、砂仁、瓦楞子、土牛膝、岗梅根、木蝴蝶共十味药。

党参：味甘，微苦，平。归脾、肺经。具有补中益气、生津和胃之功效。《本草正义》对党参的应用很有发展，认为"党参能补脾养胃、润肺生津、健运中气，本与人参不甚相远"，特别指出：党参健脾运而不燥，滋胃阴而不湿，润肺而不犯寒凉，养血而不偏滋腻。《本草纲目拾遗》也有党参"治肺虚，益肺气"之说。现代药理研究表明，党参具有增强网状内皮系统、补血、抗疲劳、增强机体免疫力的作用，所含的党参皂苷对胃肠道具有调节作用。

茯苓：味甘淡，性平。归心、肺、脾、胃、肾经。具有利水渗湿、健脾和胃、安神之功。主治水肿、脾气虚证等。《本草求真》言其"补中健胃……厚肠脏"。现代药理研究表明，茯苓具有抗溃疡、抗肿瘤、调节免疫等作用。

白术：气清香，味苦、甘，性温。归脾、胃经。具健脾益气、燥湿利水、固表止汗、安胎之能。《本草汇言》有"白术，乃扶植脾胃，散湿除痹，消食除痞之要药。"现代药理研究表明，白术具有免疫调节、抗衰老、调节肠胃运动、抑制子宫平滑肌兴奋、显著的消腹水及抑瘤作用。另有调节淋巴细胞作用，以及利尿、降血糖、抗凝、抗菌、保肝、抑制代谢活化酶及强壮身体机能等药理作用。

甘草：味甘，性平。归心、肺、脾、胃经。具有益气补中、缓急止痛、调和药性、清热解毒、祛痰止咳的功用。《本草正》有"甘草得中和之性，有调补之功……"。现代药理研究表明，甘草具有抑制胃酸分泌、抗酸、保护胃黏膜、抗过敏、解毒的作用。另有研究表明其具有抗消化性溃疡作用，可降低肠管紧张度，解痉作用更明显，能够抗炎、抗变态反应。

苏梗：味辛，甘，微温。归肺、脾、胃经。具有宽胸利膈、顺气安胎的作用。现代药理研究表明，苏梗能促进消化液分泌，增加胃肠蠕动，亦有抑菌防腐作用，此外本品还有抗过敏作用，对内源性凝血系统也有促进作用。

砂仁：味辛，温。归脾、胃、肾经。有化湿行气、温中止泻、安胎之功效。《药性论》有"主冷气腹痛，止休息气痢，劳损，消化水谷，温暖脾胃"。《开宝本草》有"治虚劳冷痢，宿食不消，赤白泻痢，腹中虚痛，下气"。《珍珠囊》载其"治脾胃气结滞不散"。《药品化义》曰："砂仁，辛散苦降，气味俱厚，主散结导滞，行气下气"。现代药理研究表明，砂仁具有解痉作用。

瓦楞子：味咸，平。归肺、胃、肝经。具有消痰软坚、化瘀散结、制酸止痛之功效。《本经逢源》有"其壳煅灰，治积年胃脘瘀血疼痛。"现代药理研究表明本品含有碳酸钙，有中和胃酸的作用。

土牛膝：味苦、酸，平。归肺、肝经。具有清热解毒、活血散瘀、利水通淋之功效。《纲目拾遗》有"活血化瘀，宽筋，理跌打损伤；治破伤风，七十二般恶疾；功胜川产"。《岭南采药录》有"为收敛药及利小便药，清血消毒"。《上海常用中草药手册》有"通经利尿，清热解毒，活血止痛"。现代药理表明研究本品具有抗菌、抗炎、镇痛、抗癌活性等作用。

岗梅根：味苦，性甘寒。归肝、肾经。具有清热、生津、活血、解毒之功效。《陆川本草》有"清凉解毒，生津止泻。治热病口燥渴，热泻，一般喉疾。"《南宁市药物志》有"清热解毒，润肺止渴。治喉痛口渴，咳血，痧气。"《实用中草药》有"治急性扁桃体炎，咽喉炎，肺脓肿，感冒。"现代药理研究表明，岗梅根的提取物具有抗炎作用。

木蝴蝶：也称为千层纸。味苦、甘，凉。归肺、肝、胃经。具有清热利咽，疏肝和胃的功效。《本草纲目拾遗》有"治心气痛，肝气痛，下部湿热。"《药材资料汇编》有"治咽喉失音。"现代药理研究表明，木蝴蝶有抗炎、抗诱变、抗菌、抗癌、止咳作用，其中含有的白杨素，对于因压力引起的胃肠溃疡、神经性疾病有极大功效，许多报道显示，木蝴蝶还用于治疗消化道疾病、某些神经官能症（癔症、梦游症、偏头痛）。

二、"胃咽合剂"作用机理

1. 制酸镇痛作用

本方中的瓦楞子含有碳酸钙，可以中和胃酸，达到制酸止痛的效果；砂仁具有解痉作用，达到止痛效果。

2. 免疫调节作用

《金匮要略·脏腑经络先后》云"四季脾旺不受邪"，说明脾在预防疾病、抵御外邪方面具有重要的作用。现代研究表明，人体脾胃功能与胃黏膜的抗感染能力有关，脾胃虚弱患者的抗感染能力下降，益气健脾可以提高机体的免疫能力，达到预防和治疗感染的目的，免疫力增强，同时可以抵御细菌病毒感染，可以让咽喉部免受其害。本方中党参、白术、茯苓即是健脾益胃的药物，可发挥调节免疫的作用，使免疫细胞的生物学效应放大，从而调节抗体产生细胞活性。

3. 改善胃肠运动的作用

祖国医学认为，众多药物中如砂仁、苏梗有行气作用，可提高胃肠动力，促进胃肠蠕动。

4. 保护胃黏膜

胃咽合病的患者，因受各种因素的影响，胃黏膜的保护性屏障作用遭到破坏，本方中瓦楞子、木蝴蝶、炙甘草均具有不同程度的保护胃黏膜、制酸护胃、增强其屏障功能的作用。

5. 消炎止痛作用

本方中的土牛膝、木蝴蝶、岗梅根等药物，具有不同程度的抗菌抗炎的作用，对于咽喉部的局部炎症改善有良好的效果。

综上所述，众多药理研究表明，胃咽合剂通过制酸止痛、提高机体免疫力、保护胃黏膜、改善胃肠动力、局部抗菌抗炎等多环节干预发挥有效的治疗作用。

三、胃咽合病，过寒过热皆不宜

一般而言，咽病性质多属于热，用药宜凉忌热；而胃病性质多属于寒，用药宜温忌寒。如果将咽病、胃病分而治之，若单用清咽药如金银花、薄荷、冰片之类，则会加重胃痛；或单用温胃药如附子、干姜、桂枝之类，又会加重咽痛。因此，应该将咽病、胃病合而治之，即胃咽合治法。正确选择不同药性特点的利咽药，辨证治疗胃咽合病。许鑫梅教授喜用木蝴蝶利咽，该药味微苦、甘，性微寒，归肺、肝、胃经，体轻善升，功善清热利咽、润肺开音，又能疏肝理气、和胃止痛，并且具有收敛生肌作用，故特别适用于治疗各种证型的胃咽合病患者。对慢性萎缩性胃炎合并咽痛者，咽部黏膜萎缩，黏膜下血管显露，干而少津，多见于胃阴虚证，常选用益胃汤、沙参麦冬汤加减，宜加用岗梅根、玄参、木蝴蝶。慢性浅表性胃炎胃黏膜糜烂，伴食管反流者，咽部黏膜明显充血、糜烂，多因胃酸反流所致，常见于肝胃郁热证、肝郁气滞证，可选用柴胡疏肝散合左金丸，宜加用桔梗、牛蒡子、蝉蜕。慢性浅表性胃炎胃脘胀满，嗳气反酸反复发作，病程长者，多见咽黏膜色暗肥厚，滤泡增生，辨证多属脾胃不运，方用四君子汤、半夏泻心汤加减，宜选加法半夏、浙贝母、岗梅根。咽部黏膜增厚，附有痰涎样黏液，伴有鼻塞、肺窍不通者，宜选加辛夷花、射干。按照胃咽合治法治疗，不仅可以缓解胃痛症状，而且能清除咽部炎症。

四、上下兼顾，辨大便治胃咽

许鑫梅教授根据中医整体观念，治上不忘顾下。胃咽合病时常与大便失常相互影响。因此，根据大便情况正确选择治疗"胃咽合病"的药物。咽痛便稀者用诃子、岗梅根、火炭母；咽痛便干者用牛蒡子、木蝴蝶、胖大海、土牛膝。气虚便稀者用党参、黄芪、山药；气虚便干者用太子参、五爪龙、玉竹。胃热便稀者用黄连、白花蛇舌草；胃热便干者用黄芩、蒲公英。胃胀便稀者用麦芽、神曲；胃胀便干者用蒲公英、鸡内金、莱菔子。腹痛便稀者用木香、乌药、救必应；腹痛便干者用白芍、枳实、厚朴。睡眠不安便稀者用浮小麦、龙骨；睡眠不安便干者用柏子仁、夜交藤。这类治疗胃咽合病的中药，既能消除胃咽病证，又能纠正患者大便的异常，上下兼顾，可谓一举两得。

许鑫梅教授在治疗本病时注重标本兼治，本虚为脾胃气虚、胃阴不足，故擅用四君子汤药物；胃阴不足用太子参、麦冬、石斛等滋阴养胃而不滋腻，补益当中常佐入宣肺、理气之药以调畅气机；并且兼顾清热、化痰、化湿等治法以治标。此外，许鑫梅教授用药时一般会注意避免使用刺激咽喉及酸涩药物，如旋覆花、苍耳子因有毛绒，容易刺激咽喉，导致呕吐，故需谨慎使用。

【验案举例】

张××，女，35岁，9月4日初诊。因胃脘部不适感3年余就诊。患者诉进餐后胃脘部不适尤甚，伴有嗳气，大便如厕感，便后症状稍缓解，平素进食生冷或甜食后，有烧心感，无反酸，有咽部异物感，口干口苦，纳眠一般，大便1～3次/天，质黏，成形，无黏液脓血便，有便后不尽感，舌质淡暗，苔白腻稍黄，脉弦。胃镜示：慢性浅表性胃炎。

许鑫梅教授辨证其为脾胃虚弱，故以健脾益气、疏肝和胃为法，方药如下：党参15克，白术15克，茯苓15克，法半夏10克，紫苏梗15克，砂仁3克（后下），浙贝母15克，珍珠母30克，岗梅根30克，木贼10克，郁金15克，甘草6克，浮小麦30克，日1剂，共7剂，每天9点或下午3点服药，每次服100毫升左右。

复诊（9月27日）：服药后，上述症状缓解，但仍有反复，近期仍有胃脘部不适感，饱胀及饥饿时明显，嗳气，无反酸，口干，无口苦，无咽痛咽痒，无咽部异物感，时觉乏力，胃纳一般，大便1～2天/次，质烂，不成形，胃纳较前好转，睡眠一般，易醒。舌质红，苔薄白，脉弦。许鑫梅教授认为患者目前仍因脾气虚弱无以生清化浊，因此应加强健脾行气、祛湿化浊，所以在原方的基础上，增加砂仁用量，增加石菖蒲以醒脾开胃、化浊宁神，方药如下：党参15克，白术15克，茯苓15克，法半夏10克，紫苏梗15克，砂仁6克（后下），浙贝母15克，珍珠母30克，木贼10克，岗梅根30克，石菖蒲10克，郁金15克，炙甘草6克，日1剂，共7剂。

三诊（10月21日）：服药后，患者胃脘部不适、嗳气情况较前明显好转，仍有口干、咽部痰黏感，胃纳一般，大便稀烂，睡眠易醒，多梦，容易腰酸，舌质红，少苔，脉弦细。许鑫梅教授认为患者目前仍存在脾胃气滞情况，故更改砂仁为沉香，增加行气降逆功效，瓦楞子能抑酸护胃，改善患者胃脘部不适症状，射干在利咽的同时也不伤胃，方药如下：党参15克，白术15克，茯苓15克，法半夏10克，苏梗15克，沉香3克（后下），射干10克，岗梅根30克，浙贝母15克，瓦楞子30克，珍珠母30克，甘草6克，郁金15克，日1剂，共7剂。

同时，许鑫梅教授每次均嘱患者做保健操：每天从鼻翼两侧，上行到鼻根部，再沿眉弓至两侧下行循线按摩，接着轻轻用手掌拍打双下颌。此方法可激发气机，促进鼻咽部气血运行，同时能降胃气。

慢性胃炎

慢性胃炎是指不同病因引起的胃黏膜慢性炎症或萎缩性病变。2006年中国慢性胃炎共识意见根据内镜及病理组织学改变将慢性胃炎分为非萎缩性（浅表性）胃炎及萎缩性胃炎两大基本类型。

慢性非萎缩性胃炎是指不伴有胃黏膜萎缩性改变、胃黏膜层见以淋巴细胞和浆细胞为主的慢性炎症细胞浸润的慢性胃炎。多数慢性非萎缩性胃炎患者可无任何症状，有症状者主要表现为上腹部疼痛或不适、上腹胀、早饱、嗳气和恶心等非特异性消化不良症状。

慢性萎缩性胃炎是一种以胃黏膜固有腺体萎缩为病变特征的常见的消化系统疾病，多见于中老年人。临床上，部分慢性萎缩性胃炎患者可无明显症状，但大多数患者可有食欲不振、恶心、嗳气、上腹部灼热感、进食后上腹胀痛或饱胀等症状，严重者可有消瘦、贫血、脆甲、舌炎或舌乳头萎缩等，少数伴有黏膜糜烂者可伴上消化道出血。

在中医方面，慢性胃炎无典型与特异的临床症状，有一部分患者以胃部疼痛为主者，应归在"胃痛"范围；大多数患者表现为消化不良症状，与中医之"嘈杂"相似；也有部分患者尤其是伴有萎缩性胃炎者，表现为胃纳差、胃部似有物堵塞感，但按之虚软，应归在"胃痞"范围内。引起慢性胃炎的原因甚多，如气候易变季节，尤其不耐寒湿之邪侵入；饮食不节致胃腑纳、腐负担过重，或浓茶、烈酒及对胃有损害的药物直接损伤胃黏膜；精神因素对慢性胃炎的发生与发展更具有明显影响。

本病病位在脾胃，脾位居中焦，与胃相表里，其主运

治疗篇

化水谷、水湿，输布精微而藏营，为气血生化之源，为后天之本，是维持人体生命活动之根本。脾气充实，运化功能健全，则正气足，不易受到邪气的侵袭，即"四季脾旺不受邪"，而脾气不健、气血亏虚、人体易病，所谓"百病皆由脾胃衰而生也"。胃为阳土，其病多实，脾属阴土，其病多虚，如素体不足，或劳倦过度，或饮食所伤，或久病脾胃受损，或肾阳不足失于温煦均可引起脾胃虚弱。脾胃的受纳运化、中焦气机的升降，有赖于肝之疏泄，《素问·宝命全形论》有"土得木而达"，疾病的发展过程可出现木旺克土，或土虚木乘。上述各种原因均可造成胃黏膜受损，胃络失养，气血运行不畅，郁而产生气滞、胃热、血瘀、湿阻等，均致胃腑纳腐乏力，通降失和，遂成慢性胃炎。慢性胃炎是一个反复发作的慢性疾病，久病多表现为虚中夹实、寒热错杂，如脾胃虚弱、胃阴不足患者可夹有各种郁证而成邪实证。由于脾胃病的发病特点，许鑫梅教授在临床中注重益气健脾、疏肝解郁之治疗方法。

一、治胃之要，平衡概之

中焦脾胃以膜相连，脾气宜升，胃气宜降，脾喜刚燥，胃喜柔润，两者相反相成，治疗中要注意升降、润燥、寒温、气血方面的平衡。

1. 升降并调

慢性胃病可见嗳气、泛吐酸水或苦水、恶心呕吐等胃气上逆之症，又有消瘦、乏力、腹胀、便溏等脾气不振之象，故治疗中经常升降药物同用。如取柴胡之轻举畅达，配法半夏、代赭石之和胃降逆，若胃镜见胆汁反流，尤需柴胡以升少阳清气，并配合黄芩之苦降而泄胆热。

2. 寒温并用

慢性胃病虽多兼热象，但若一派寒凉药物必碍胃气，胃脘胀满或疼痛有增无减，故常用性温之紫苏梗或陈皮，取其辛香和胃，行气宽中，温而不燥，与黄芩、白花蛇舌草、蒲公英等苦寒清热药物同用，寒温相配，胃气得护，虽长期服用而不碍胃。

3. 气血兼治

气药偏燥，可用血药以济之，血药嫌润，常配气药以调之。尤对胃痛久而屡发，用气药无效者，可辅之以鸡血藤、川芎、桃仁等入血之品，可提高疗效。

4. 润燥兼施

许鑫梅教授认为，治疗慢性胃病的常用方法，如疏肝、清热、理气，都容易化燥伤阴，因此时时要注意顾护胃阴，常用白芍、甘草酸甘化阴，如胃酸缺乏，可加用乌梅、木瓜味酸之品，加强酸甘化阴之力。用诸酸甘之剂，既可益胃阴，又可缓肝急，诚属一举两得。

二、慢性胃炎从分型而治

许鑫梅教授认为，中医的精髓在于辨证论治，慢性胃病患者多病程迁延，或反复发作，可致脾胃亏虚，出现面色萎黄、纳差、便溏、神疲乏力、舌淡等症状，这些患者即使是处于溃疡病和慢性胃炎的活动期，也不一定表现为热证。然而，当患者出现口干口苦、舌红苔黄时，也不必热象悉备，亦为郁热。由于同一西医病种其临床表现、发病机理基本相同，在中医辨证上也就有其共同点，这就为辨证与辨病相结合提供了可能。许鑫梅教授还指出，在辨证论治的基础上，根据现代医学理论来阐明病机，指导临床用药，可以减少用药的盲目性。

1. 糜烂性胃炎

尤其在活动期，炎症明显或伴有糜烂者，症见胃脘胀痛或灼痛、嗳气、大便干、烦躁失眠、口干口苦，甚则泛酸恶心、舌苔多黄腻。此乃各种原因导致肝失疏泄、横犯中焦、脾胃气机升降失常、肝郁气滞日久化火之候，因而以肝胃郁热为病机核心，治疗应清肝与泻热并用，选用左金丸、金铃子散清泄郁热，可加用木贼、黄芩、蒲公英、白花蛇舌草加强清泄之力；对胃气不降或腑气不通者，则采用通泻之法，如用厚朴、枳实、大黄、代赭石等。许鑫梅教授指出，黄连性味苦寒，易化燥而使大便干结，如患者大便已秘结，则宜改用蒲公英，此药性味平和，清热作用确切而无明显副作用，即如《本草新编》所云"蒲公英泻胃火之药，其气甚平，泻火而不损土，长期久服而无妨，凡系阴阳火起，俱可大剂服之"。

【验案举例】

患者侯××，男，35岁，9月5日入院，住院号23401。五年前加班过劳后觉胃痛不适，初时未加注意，后疼痛逐渐加重。近月来胃痛尤甚，痛无明显时间上的规律性，胀痛为主，胃纳差，口苦干，大便时硬时烂等，经门诊收入院治疗。患者症状如前述，苔白厚微黄、脉弦、口气稍臭，初辨证为脾虚胃热型，服健脾清热、疏肝理气之剂，胃痛未减，便秘结，苔转黄腻。9月11日做胃镜检查，诊断为"糜烂性胃炎"，辨证肝胃郁热型，改用清肝泄热之剂，基本方为黄芩、蒲公英、丹参、柴胡、枳实、郁金、鱼古、甘草，药后胃痛逐渐减轻到基本不痛，其余症状亦逐渐减轻至消失。10月12日再做胃镜检查，诊为"慢性浅表性胃炎"。

2. 胆汁反流性胃炎和胃切除术后残胃炎、吻合口炎

患者常表现出胃脘胀满不适、泛吐酸苦水、恶心呕吐、面色萎黄、消瘦、纳差、舌淡、苔黄腻、脉弦细等脾胃气虚、肝胆郁热上逆之症。脾胃亏虚是病机之本，肝胆郁热上逆是其标。方用半夏泻心汤辛开苦降、散结除满，加用木贼、蒲公英、黄芩清散郁热，旋覆花、代赭石降逆下气，在多味清降药物中可少佐柴胡轻举畅达以升少阳清气，即升降并调、寒温并用。许鑫梅教授在使用半夏泻心汤时，如患者有咽痛、口干、苔黄等热象时，常将干姜改为生姜，既起到辛开作用，又不会加重邪热。

3. 慢性萎缩性胃炎或合并肠化生

临床可见浅表萎缩性胃炎的发病年龄偏大，虚证较多见。据此，这类病人的治疗应侧重在健脾与养胃阴方面，而且治疗的时间要比其他类型长些。

慢性萎缩性胃炎多由慢性浅表性胃炎发展而来，病程较长，以胃脘痞闷或隐痛、嘈杂纳差、口干、大便或干或稀为主要临床表现，其舌象多为暗红或暗淡。许鑫梅教授认为，慢性萎缩性胃炎的病机除脾胃气阴亏虚、瘀血阻络外，还存在热毒、气滞、湿热等方面。另有部分属于脾胃虚弱型，可见胃脘隐痛，喜按喜暖，面色苍白或萎黄，神疲乏力，纳差，或大便虚急排便乏力，治疗侧重在健脾益气，辅以理气止痛。对病程较长、夹瘀者可在补气基础上加活血化瘀之品，以利气血流通、慢性炎症吸收。许鑫梅教授常选用益胃汤、沙参麦冬汤加减,养阴加山楂、木瓜、白芍等酸甘化阴之品,清热解毒加白花蛇舌草、重楼、半枝莲,活血化瘀加三棱、莪术、桃仁、丹参,健脾益气加四君子汤(党参改太子参)。

【验案举例】

患者林××,男,35岁,工人,11月7日入院,住院号23836。胃脘胀痛,嗳气多,少许泛酸已2年余,近3个月来胃痛稍增,伴嗳气,但胃酸减少,胃口大减,身体消瘦,乏力,大便稍干结,曾做纤维胃镜检查诊断为"萎缩性胃炎"。诊见患者形体消瘦,面色萎黄,精神疲乏,诉胃脘部灼痛不适,口干,不知饥,胃纳差,舌质稍红,苔薄黄中剥苔,脉弦细重按无力。辨证为胃阴不足型,用益胃汤加减治之,20天后上腹痛基本消失,知饥,胃纳好转,精神清爽,二便调畅,舌质转淡红,苔薄白,患者要求出院,嘱续以养阴益胃,并适当辅以健脾补气之药,以符合"阳生阴长"之理。这类患者除给以甘寒润燥以养胃生津外,对于胃口特别差的,应加一些酸甘化阴的药物如白芍、川木瓜等,以加强养阴益胃作用。对于大便干结量少者,应加入火麻仁、大腹皮、厚朴等以行气润肠通便。患者口干好转、知饥饿、胃纳增、大便道畅,说明胃阴得复、胃得濡养而病有转机。

【验案举例】

患者何××,女,45岁,教师,2月20日入院,住院号26763。患胃痛已5年,20天前发热,服退热药片后胃痛加剧,经胃镜检查诊断为"萎缩性胃炎",收入院治疗。诊见患者面色苍白微黄,精神疲乏,气短懒言,胃脘隐痛,胃纳差,时有头晕,眠欠佳,大便软条,但排出乏力,1~2日一解,舌质淡体胖嫩,苔薄白,脉细。诊为脾胃虚弱,拟方四君子汤加味,半月后胃痛减轻,诸证稍减而出院继续门诊治疗。这类患者从辨证来看属虚证寒证,但从辨病来看仍有慢性炎症,虽不须清肝泄热,或清胃和降,可在健脾补气为主的方剂中适当加一些疏肝理气药,以加强止痛效果,同时肝气的正常疏泄也有利于脾胃之气的升降。另外,这类患者病程较长,往往会夹有血瘀,故在补气基础上加些活血祛瘀之品,以利于气血流通及慢性炎症吸收。

萎缩性胃炎并肠化宜补气养阴兼清热解毒，这类病例一般病程较长，病情反复发作。初因中焦湿热、脾胃虚弱、肝胆气郁或诸因兼夹为患。缠绵日久，致中气渐弱，湿热留滞蕴结，酿成虚实夹杂之证。许鑫梅教授通过胃镜观察发现，肠上皮化生多与糜烂性胃炎或局部的糜烂有关。治疗方面，立足于补气养阴，配合清热解毒施治。补气以四君子汤为底，因其中党参之燥不利于夹阴虚之证况，故以太子参代之。养阴用益胃汤或化肝煎化裁，清热解毒取用半枝莲、白花蛇舌草、蒲公英、黄芩、救必应等。经临床观察，收效良好。

【验案举例】

患者陈××，女，52岁，胃脘胀满，食欲不振两年半，胃镜示浅表及萎缩性胃炎。病理示胃小弯近胃窦部肠化生。诊见其脘痞，食欲差，唇干淡红，饮水不多，大便初硬后溏，并见心悸、失眠，舌淡嫩尖偏红、苔少，脉弦细数。许鑫梅教授特处以基本方嘱常服，组成为太子参、茯苓、黄芪、淮山药、沙参、石斛、玉竹、黄芩、蒲公英、生甘草等服药2个月后诸症均消，胃镜复查示肠化生消失。

4. 慢性浅表性胃炎

浅表性胃炎在慢性胃炎中所占比例较大，而且临床表现也较复杂。在临床上常见的是胃脘部痞满（患者自觉上腹部似有物堵塞感）或胀痛，进食后尤甚，致因胃胀而尽量减少进食，由于进食少，不久又觉胃脘空痛不适，又须进食，伴有嗳气多，大便干结，或烂而不爽，舌苔薄黄，病情往往反复发作而难愈。脾胃共处中焦，为人体气机升降之枢纽，由于过食生冷或劳倦过度，损伤脾胃，脾气虚弱、运化不力、胃失和降、郁而化热，而出现上述虚实夹杂、寒热互见的情况，本型辨证以脾虚胃热型为多见。许鑫梅教授积多年临床经验，以半夏泻心汤为主研制而成的消胀冲剂，由黄芩、白花蛇舌草、法半夏、白芍、党参、砂仁、甘草等药物组成，用于治疗慢性胃炎和消化性溃疡所致胃脘胀满或胀痛，疗效确切，且能有效减少复发。偏于胃热者，重用黄芩、白花蛇舌草，其中黄芩、黄连易苦寒化燥，导致便秘，故多用白花蛇舌草，此药可用于治疗急慢性阑尾炎，疗效确切，且药性平和，用来治疗慢性浅表性胃炎，虽服药时间较长却未见副作用，且清胃热作用较为确切；偏脾虚者，减轻黄芩和白花蛇舌草用量，加重党参用量，可加用白术、茯苓；大便干结者，加润肠通便之火麻仁、郁李仁等；大便烂而不爽者，加理气和胃之厚朴、枳实、大腹皮等；大便次数增多，每次量少，其质烂而不爽者，许鑫梅教授告诉我们，白术用10～15克则可健脾止泻，用30～60克可起到益气通便的作用，此为宗枳术丸意重用白术。

【验案举例】

患者罗××，男，27岁，因胃痛反复发作8年多，合并出血，曾二次住院治疗（住院号29807），经纤维胃镜检查诊为慢性浅表性胃炎，经治疗出血止，胃痛减轻而出院。同年7月，因胃痛加重、胀痛不适、胃胀食减来门诊治疗。诊见患者舌质稍红、苔黄、大便欠畅，给予半夏泻心汤去干姜、大枣加理气止痛药。药后胃痛稍减，但胃胀不减，胃纳仍差，考虑用药方面清胃之力较强，健脾之力不足，患者久病近期又有二次出血，经治后大便已顺，但仍有胃胀，为脾虚所致，故按原方之意用干姜与大枣，此后胃脘胀痛俱减，胃纳增加，舌转淡红，苔转薄白，能坚持正常上班，偶尔来诊服药以巩固疗效。可见半夏泻心汤中既有党参、大枣、干姜、炙甘草的健脾开升作用，又有黄芩、白花蛇舌草、法半夏等的清热降胃之功，合而成方以达到枢转脾胃气机之升降。

慢性浅表性胃炎的病程较长，容易反复发作而迁延难愈。引起胃炎发作的诱因与不耐天气转变、过度疲劳、精神受刺激、饮食不慎、服用对胃有刺激性的药物等因素有关。许鑫梅教授通过实验得知大部分患者都有脾胃功能低下的情况，他们卫外防御功能也就较差，容易受到各种因素影响而发作。

通过临床观察发现，对于慢性浅表性胃炎患者的治疗，在发作期应按辨证给予治疗，使其症状得到缓解，在缓解期则应根据患者体质及脾胃功能情况给予调理脾胃治疗，或健脾，或养胃，或健脾养胃同用，以恢复脾胃的正常功能抗御复发，亦即做到张仲景提出的"四季脾旺不受邪"。

【验案举例】

患者谢××，男，23岁，工人，住院号9552。15岁时因饮食失调，饥饱失常，常觉上腹部隐痛不适，嗳气多。多次因胃痛加剧、排黑便、伴头晕、乏力、面色苍白而住院治疗，住院期间经纤维胃镜检查诊为浅表性胃炎，患者于3月25日出院，在门诊继续治疗。当时胃脘仅为隐痛，但面色苍白、神疲乏力、纳少便溏、舌质淡嫩稍胖，辨证以脾胃虚弱为主，并有血虚，治疗以健脾为主，佐以养血，断断续续服药近1年，胃痛已基本消失，精神好转，面色红润。至次年春节期间，由于过劳，又加上饮食不慎，胃痛又作，并见黑便，即给予健脾理气止血等治疗，上述症状很快得到控制，不需住院治疗，此后再继续服药3～4个月，胃痛消失，胃纳增加，面色红润，不但恢复日常工作，而且能积极参加业余夜校学习，至今未复发。

许鑫梅教授发现，慢性浅表性胃炎患者冬季发病较多，尤其在春节前后季节转变之时，假若调理脾胃的治疗，能从症状缓解后延续到当年的冬天，直至第2年春季，到仲夏可停药观察，在第2年的秋冬季可根据具体情况适当服药，以巩固疗效，抗御复发。

三、慢性胃炎从郁论而治

慢性胃炎的治法甚多，但可归纳在《丹溪心法·六郁》中提出的气血火食痰湿六郁之中，现简要论述慢性胃炎从郁论治如下。

1. 肝胃气郁证

治宜疏肝解郁、理气和胃本证系木郁土壅、纳腐不力而表现为胃部饱胀，以进食后为甚，或胃部胀痛连胁，嗳气频作，得矢气而稍适，或恶心欲呕，口苦泛酸，大便排出不爽，舌边尖红，脉弦。此证多见于慢性胃炎活动期、糜烂性胃炎，因情志不畅而诱发，可选用柴胡疏肝散合左金丸加川楝子、郁金等加强理气解郁之力。对于这类患者要特别注意其发病之因而解之。如有一位30多岁的女性患者，胃部胀痛连胁不适已3月，伴消瘦乏力等症，经辨证为肝胃气郁证，用药近月尚未见效，细问起病之因，其父患胃癌于月前病故，丧父之痛未除，自觉胃部不适，恐惧胃癌之疾传染缠身，故坐卧不安，消瘦乏力。行纤维胃镜检查仅为慢性浅表性胃炎，经解释后患者顾虑消除，再服药数周而愈。

2. 血瘀郁滞证

治宜活血化瘀、理气解郁。本证多见于一些慢性疾病伴发胃炎者，如糖尿病致胃轻瘫，或见于慢性萎缩性胃炎伴肠上皮化生等，表现为胃部饱胀，其饱胀感与是否进食关系不大，食量减少，往往伴有面色苍白、身体消瘦、体倦乏力、头晕心悸等。方选血府逐瘀汤加减，该方由四逆散合桃红四物汤加味而成，取四逆散疏肝解郁，桃红四物汤活血化瘀兼养血。本证往往与脾胃虚弱或胃阴不足并见，临证时常与太子参、白术、淮山药、石斛等益气养胃药并用；若胃镜检查发现肠上皮化生或不典型增生者，加白花蛇舌草、半枝莲、莪术等药。

3. 火郁热结证

治宜清肝泻火、泄热解郁。本证多因气郁化火、热结胃肠所致，多见于慢性胃炎活动期、糜烂性胃炎、胆汁反流性胃炎或慢性胃炎伴有上呼吸道感染者。表现为胃部嘈杂，或胃部灼痛，痛无定时，嗳苦泛酸，咽痛口干，大便干结，舌质红、苔黄。方用丹栀逍遥散合左金丸加减。方中当归、白术为辛温之品当去之；大便干结者加代赭石、厚朴以泻火通腑；咽痛口干者加木蝴蝶、岗梅根、牛蒡子等清热利咽。广州中医药大学脾胃研究所通过临床与实验研究发现，具有清肝泄热作用的左金丸能抑制胃液分泌，使胃酸流量相应降低，而起消炎、抗溃疡作用。

4. 食郁停滞证

治宜健脾和中、清胃消郁。本证多因饮食失调、脾虚胃热所致，常见于慢性浅表性胃炎因饥饱失常而发作，或功能性消化不良者。表现为胃部痞满，稍进食即觉饱胀不适，嗳气频多，纳食减少，或嗳腐吐酸，大便不爽，舌苔厚。方用半夏泻心汤加减，嗳气频作者加柿蒂、旋覆花、丁香、沉香等降气消胀；纳差食减者加谷芽、麦芽、鸡内金、莱菔子等和中消食；大便偏干不爽者加厚朴、枳实行气解郁。

5. 痰郁气结证

治宜化痰开郁、行气散结。本证多见于慢性胃炎反复发作，或慢性胃炎伴有鼻炎、咽喉炎者，或慢性胃炎伴有更年期综合征者。除脘胁胀满外，尚觉胸部闷塞，咽中如有物梗塞，舌苔白腻，脉弦滑。方用小陷胸汤加味，该方为《伤寒论》治小结胸证病在心下，近代常用于治疗肺、心、胃等病变属痰热内结者，胸翳闷塞者加厚朴、紫苏梗宽胸开郁；痰阻气逆者加橘皮、茯苓、浙贝母等化痰散结，和胃降逆；鼻咽干燥、喉中如有痰梗者加辛夷花、射干、桔梗、木蝴蝶等清化痰热。

6. 湿郁热蕴证

治宜清热利湿、和胃消郁。本证多见于岭南地区，在冬春之季感受寒湿之邪，春夏之时则湿温之邪又易侵入，湿邪郁阻中焦，胃膜受伤而发作，多见于疣状胃炎、残胃炎、药物性胃炎等。表现为脘腹胀满，口腻纳呆，身重体倦，便烂不爽，舌苔厚腻。方用藿朴夏苓汤加减，该方出自《退思庐感证辑要》，用于治疗湿温病，方中藿香、苦杏仁苦辛轻开上焦肺气，白豆蔻芳香苦辛行气化湿，生薏苡仁淡渗利湿，诸药合用宣畅三焦气机、化解湿郁；半夏、厚朴行气散满、除湿消痞，茯苓、猪苓、泽泻淡渗利湿，诸药相合宣上畅中渗下、清解湿郁之邪。

慢性胃炎是一个反复发作的慢性疾病，初起或发作期以气郁、热结、痰湿为多见，久病则多为虚中夹实，如脾气虚弱、胃阴不足，夹血郁、气郁等邪实证，临证时必须明辨而恰当用药。慢性胃炎患者由于病情反复发作，往往会因对自己病情不了解而产生种种顾虑，医者在诊治患者时，除要辨证外，尚须作一些相关检查，让患者明白自己的病情，还应尽量找出起病的原因，如属情绪不宁、精神紧张者应辅以适当的心理治疗；属饮食不当者应嘱患者调节饮食，慎食生冷固硬、忌浓茶烈酒及损胃药物；如患慢性鼻炎、咽炎不耐天气变化，易引外邪侵入而致胃炎发作者，应鼓励患者选择适当的体育活动，增强体质，减少外邪入侵。慢性胃炎患者从有关检查结果来看并不严重，但由于病情易反复，故临床症状繁多难以消除，患者就诊时往往会对医者有"纠缠不休"之嫌，须耐心帮助患者认识这种疾病，以解除患者之"郁"，才能逐渐取得效果。

四、独创消胀六法治疗慢性胃炎

对于慢性胃炎之痞与胀，古代医学书籍是怎样认识的呢？《素问·阴阳应象大论》曰:"浊气在上,则生胀。"《灵枢·大惑论》指出:"人之善饥而不嗜食者,何气使然?……热气留于胃,胃热则消谷,消谷故善饥,胃气逆上,则胃脘寒,故不嗜食也。"将胃气失于和降,引起胃脘饱胀不思食等称为胀。张景岳对痞满的认识较为全面,如《景岳全书·痞满》篇指出:"痞者,痞塞不开之谓;满者,胀满不行之谓。盖满者近胀,而痞则不必胀也。"朱丹溪也认为痞满与胀满不同,胀满内胀而外亦形,痞则内觉胀闷而外无胀急之形。从近几年对慢性胃炎患者的临床观察来看,胀是有形的,除患者觉得胃脘部饱胀不适外,其上腹部较正常稍膨隆,按之有少许实感,或按之痛而拒之,严重者每于进食后须宽衣裤;痞是无形的,患者自觉胃脘部闭塞不通,似有物阻塞感,但局部并不膨隆,按之虚软,或按之舒而喜按。由于痞字深奥难懂,对于慢性胃炎所表现的上腹部饱胀不适之症状,暂以"胀"论治。许鑫梅教授从分析病机入手,在治疗上提出四大法则:一为益元气,降阴火;二为扶脾阳,益胃阴;三为升肝脾,降胆胃;四为善补养,慎开破。创立了6项不同的具体用药方法,此为"消胀六法"。

1. 辛开苦降消胀

《类证治裁·痞满》曰:"伤寒之痞,从外之内,故宜苦泄;杂病之痞,从内之外,故宜辛散。"慢性胃炎之痞满大多属杂病之痞,多因过食生冷,或劳倦过度,损伤脾胃,致脾胃功能失调,胃失和降,郁而化热,而表现为脾虚胃热之候。如证见胃脘部痞满不适,不知饥,不思食,食后胀满加重,嗳气多,大便干结或虽烂而不爽快等。在《伤寒论》中已提出用半夏泻心汤之类,治疗心下痞硬症。本法亦从此意,由寒热之品组成调和肠胃之方剂。但结合本证脾虚胃热、胃失和降之特点,在辛开、散结、除满之时,还注意运用辛温散寒和甘温补脾之品。常用药如法半夏、干姜、党参、白术、大枣、炙甘草等。在苦寒泄热方面,除用如黄芩、白花蛇舌草等药清胃热外,还要注意通降胃气,以保持胃肠传导功能的正常运行,如胃胀而伴有大便干结难解者,可选用行气润肠通降之品,如火麻仁、郁李仁、大腹皮等,大便虽不干结,但排出不畅、便意频者,可选用厚朴、枳实、槟榔等以和降胃肠之气机,通畅大便。

【验案举例】

患者罗××，男，27岁，住院号28907。胃痛反复发作8年多，因合并出血二次住院。经纤维胃镜检查诊为"慢性浅表性胃炎"。经治出血止，胃痛减轻出院。患者于同年7月因胃痛加剧，呈胀痛性质，胃胀食少而来门诊求治。见患者舌红、苔黄，大便不畅，给予四逆散加味以疏肝清热、理气止痛，药后胃痛减轻，但胃胀依旧，纳差，乏力。考虑到患者胃痛已久，近期又二次出血，脾胃受损无疑，虽有郁热致胃痛加剧，经用四逆散加味好转，但胃胀仍不减，乃脾胃功能失调所致，仿半夏泻心汤之意，加强辛开健脾之品，再佐以清热降胃之黄芩、白花蛇舌草、代赭石等，以调节脾胃之升降功能。药后胃胀逐渐减轻，胃纳增加，体力恢复，舌质由红转为正常，患者恢复司机工作，至今未见复发。

2. 清肝泄热消胀

本法多用于治疗慢性胃窦炎，尤其是活动期，炎症明显或有糜烂者。多因精神紧张，或焦虑不安，或过于劳累，致肝气郁结、失于疏泄，进而影响脾胃功能，肝胃气机阻滞、郁而化热、化火为患。证见胃脘胀痛或灼痛，嗳气频频，口干苦，易作呕，饮食减少，烦躁失眠，大便干结，舌苔多黄腻。本法以清肝与泄热二法并用，清肝是清肝之郁热，可选用左金丸加柴胡、木贼等；泄热是通泄胃热，常用黄芩、蒲公英、大黄、代赭石等。

【验案举例】

患者侯××，男，35岁，住院号25401。因5年前加班劳动后觉胃胀痛不适，初未注意而逐渐加重，至入院前一个月胃胀明显，甚至灼痛连及两胁，胃纳锐减，嗳气频作，口干苦，口气臭，大便时干、时溏，舌苔白厚微黄，脉弦。按脾虚胃热治疗，胃胀痛均不减，舌苔转黄腻，大便干结。于9月11日胃镜检查诊为"糜烂性胃炎（窦部）"。改用清肝泄热之剂，基本方为黄芩、蒲公英、柴胡、枳实、郁金、丹参、代赭石、乌贼骨、甘草等。经治后胃脘胀痛逐渐减轻至基本消失。10月12日胃镜复查，胃窦部糜烂已消失，仍余浅表性炎症。

3. 疏肝利胆消胀

本法多用于治疗胆汁返流性胃炎，或胃切除术后残胃炎、吻合口炎症。胆与肝相表里，肝的疏泄与胆汁的正常排泄有助于脾胃适度升降。反之，肝胆疏泄失常会影响脾胃功能，而引起胃脘胀满不适、泛吐酸苦水、食减、便秘等症。本法除选用柴胡、山栀子、木贼、蒲公英等清肝胆郁热外，还要选用利胆消胀的药物，如木香、郁金、金钱草、代赭石、大黄、龙胆草等。胃与胆同属六腑，均以通降为顺，通过多年来对胆道系统疾病治疗的观察，上述药物有较好的通降胃气、利胆消胀的作用，其中龙胆草不仅可以清肝胆郁热，而且有较好的利胆消胀的作用。

【验案举例】

患者达××，男，53岁，于4月13日初诊。因胃、胆疾分别行胃、胆切除术已2年，术后常觉上腹部饱胀，消化力差，饮食减少，大便干结，舌质红、苔黄腻。初拟清肝泄热之剂，药后大便通调、胃纳增加，胃胀虽减但久治不消。经胃镜检查诊为"残胃炎、吻合口炎症。"术中发现有胆汁返流，改用疏肝利胆之剂，尤其加用龙胆草后，脘腹饱胀感明显减轻至消失，饮食恢复正常。

4. 补气活血消胀

本法适用慢性胃炎患病时间较长，或兼有其他疾患者，除有脾胃功能失调、脾虚运化不力、气机阻滞、胃失和降外，尚因气虚血行不畅而致血瘀，血瘀停着反过来又加重气滞，致病情虚实夹杂，反复难愈，日渐加重。治疗时必须根据患者虚实情况，健脾补气与行气活血并举，以达到气行、血畅、胀消效果。常选用四君子汤合丹参饮加减以补气养血、活血理气，使正气渐复、中土自运，则腹胀渐消。

【验案举例】

患者刘××，女，55岁，8月29日初诊。患高脂血症、冠心病、颈椎病等已多年，半年来又增加上腹部饱胀不适，入夜则转为胀痛，并连及左侧胸部，每于进食后脘胀加重并欲呕吐，嗳气多，无泛酸，口干苦，不欲饮，易烦躁，睡眠差，舌质淡暗而胖，边有齿印、苔白腻、脉弦细。即行胃镜检查，诊为"食道下段、贲门炎症，慢性浅表萎缩性胃炎（局部糜烂、出血）。"给予补气活血之剂治疗月余，夜间上腹连及左胸痛基本消失，胃胀减轻，食纳增加，精神好转。半年后胃胀已基本消失，能胜任全日繁忙工作。次年4月胃镜复查，胃部之糜烂、出血灶已消失，炎症已较前明显减轻。丹参饮出自《医宗金鉴》，由丹参、砂仁、檀香组成。本法重用丹参与四君子汤相伍，以补气活血化瘀为主，砂仁、檀香行气止痛消胀，目前檀香药缺，改用降香或莪术，降香虽属活血祛瘀药，其气香辛散、温通行滞，对胃胀痛又伴有胸胁痛者尤宜，且降香还有辟秽化浊、和中止呕之功；莪术其性辛苦而温，有辛散苦泄、温通行滞的作用，故用于治疗血瘀气滞之胀满，常与健脾补气药同用，有消胀除满之力。

5. 养阴益胃生津

本法多用于治疗慢性萎缩性胃炎或浅表萎缩性胃炎。影响胃的腐熟功能的原因有：情志不遂，郁而化火，劫灼胃津；或燥热邪传中焦，耗伤胃之阴津；或过用辛温理气之品，化燥耗伤胃阴，则胃系失润。正如唐容川指出："津液尤是融化水谷之本。"高鼓峰也认为："胃阴充足则思食。"可见，胃阴不足也会能影响胃的功能，致胃气失于和降，壅滞中焦，而证见胃脘虚痞不通，或微灼痛不适、不思饮食、口干咽燥、大便干结、消瘦乏力等。可选用益胃汤、沙参麦冬汤之类加减，使胃阴得复、胃肠得以濡养而病有转机。对年龄大、病程长、阴亏难复者，可加山楂、乌梅、川木瓜、白芍等酸甘化阴之品。除此之外，许鑫梅教授也注重通过补肝肾之阴以滋胃阴，如二至丸、何首乌、枸杞子、桂圆肉等，长服效果更佳。

【验案举例】

患者林××，男，35岁，1月7日入院，住院号23863。胃胀痛无定时已3年多，常服理气止痛之药，近3个月来胃痛不明显，但胃口大减、身体消瘦、面色萎黄、精神疲乏难以支持工作，经纤维胃镜检查诊为"慢性浅表—萎缩性胃炎"。诊见患者舌质稍红、苔薄黄中剥，脉弦细、重按无力。经用养阴益胃之剂治之，20天后知饥思食、胃纳增加、二便调畅、精神好转。续以养阴益胃，辅以健脾补气之品调理收功。此类患者发病年龄较大、病程较长，阴液一时难以恢复，在养阴益胃的基础上选加山楂、乌梅、白芍、川木瓜等酸甘化阴之品，或火麻仁、大腹皮、枳实等行气润肠通便之药，有助于阴液及胃肠功能恢复。

6. 健脾升清和胃

慢性胃炎患者日久都会出现虚象，其中有不少患者证似脾胃气虚，但用健脾补气法治疗效果不太理想。究其原因可能有二：一是虽有脾虚，但有兼挟之症，如挟郁、瘀、热、滞等，当按虚实互见之证辨治；二是脾虚进一步发展，而致中气虚弱、清阳不升、浊阴不降、闭塞于中也能生痞证，多表现为饥饿时胃脘隐痛不适、进食后又饱胀难消、伴面色苍白或萎黄、精神疲倦、气短乏力、大便不干、但排出乏力等，治疗可选用补中益气汤加减以振奋中气，使脾能升清，胃能顺降，此法突出了脾胃互为表里的关系。

【验案举例】

患者郭××，男，55岁。每于进食后饱胀已多年，曾多次作胃肠钡餐透视检查，诊为"胃窦炎"。1月16日初诊，诊见舌质淡胖而嫩、苔薄白而润，脉细缓。初期根据其患胃窦炎，食后饱胀，与半夏泻心汤加减治之，药后胃胀略减，但胃纳不增、嗳气频多、舌仍淡胖嫩，改用健脾补气法后，胃纳稍增，但胃脘痞满不适未除，大便烂，最后改用健脾升清和胃法，上述症状基本消失，胃纳已近于常人，大便条状，精神好转，但舌质仍淡胖，继续给予健脾之法调治。

慢性胃炎的"消胀六法"在每一位患者的治疗过程中并非一成不变。如初为脾虚胃热者，经适当治疗胃热症状消失，而往往留有脾虚症状；或过用清热苦寒药，易损伤脾之阳气，发展为脾阳虚或中气不足。又如初为肝胃郁热的患者，可因郁热化火伤阴，而转变为胃阴不足。若过用寒凉药又会伤及阳气而发展为气阴两虚型。因此，在临证时必须辨证论治，当病证有所转化时，治法也必须有所改变。

慢性胃炎消胀的治法除上述六法外，还有其他治法。如健脾补气法是较常用的方法，但脾虚患者较少单独存在，往往有兼挟之证，故不单独立一法来讨论。以上六法是结合辨病与辨证的治法，以供同道参考。

五、身心合治，事半功倍

许鑫梅教授认为形神相得合而为人，如张介宾之说："人身气血为本，精神为用。合是四者以奉生，而性命周全矣。"否则如《素问·上古天真论》言："嗜欲无穷，而忧患不止，精气驰坏，荣泣卫除，故神去而病不愈也。"可见情志失节必损于身，内科疾病更常见之。如脾胃病中与情志有关者，十居其七。许鑫梅教授指出，医学模式已向自然、哲学模式—生物医学模式—生物心理社会医学模式发展。慢性胃炎除与理化及生物因素有关外，心理社会因素对其发生、发展和预后也起着相当重要的作用。目前随着工业化、都市化的发展，自然环境的改变，工作学习、生活家庭的压力，保健卫生知识的缺乏，等等，造成的抑郁、失落、孤独、愤懑、疑虑、消沉等情绪状态，可能通过神经和内分泌的途径影响于胃的功能活动，导致发病或加重症状及影响疗效。此多属于肝郁犯胃、木郁土虚、土虚木贼等范畴之内涵，因此，许鑫梅教授强调对慢性胃炎的治疗，除局部整体结合及辨病辨证用药外，宜辅以心理治疗，如临床上症状反复发作者，均经各种药物治疗，初能起效，久之又复发而无效，皆因未行心理治疗使然，不少患者一方面服各种中西药物，另一方面大量吸烟、饮酒及浓茶以弥补心理的失衡，这些行为得不到解决则胃炎难消。

对此，许鑫梅教授常依据一般常识及其对社会和人性的理解，对患者进行一般性的心理治疗，具体包括：①倾听：耐心听取患者对局部及全身症状和心中苦闷的倾诉，使压抑之感情得到宣泄。②理解：通过倾听与询问，把口才当作朋友，将心比心，体会其痛苦与情感，并让患者感到医生对他的理解。③鼓励和保证：据用药经验及病情发展的可能性提出保证，增强患者的信心与勇气，赢得患者的配合。④商讨与指导：以平等身份要求患者与医生共同承担治疗任务，并据病情作有的放矢的解释，善意地指导其生活起居、平时习俗，处理好其与家人、邻里、同事间的关系等。如治疗某女，30岁，胃痛日久，查胃镜示慢性浅表性胃炎，中西药效均差。症见胃痛连胁、嗳气颇多、心烦易怒、面色苍白而唇红、舌质稍黯红、脉弦细，辨证为肝郁气结、气机郁滞、血脉不畅，疑情志因素所致，细究其因，知其有洁癖，但其夫习惯较随便，作为飞行员又不能受责，故患者心理郁而不畅，久郁气滞血瘀，不通则痛，且缠绵难愈。了解此情后，经合理解释、热情指导、消除疑虑，患者症状很快消失并未再复发。

消化性溃疡

消化性溃疡指胃及十二指肠黏膜被胃酸和胃蛋白酶等自身消化而发生的溃疡，其深度达到或穿透黏膜肌层，直径多大于 5 毫米。消化性溃疡主要包括胃溃疡和十二指肠溃疡，亦可见于食管下段、胃肠吻合术的吻合口、空肠 Meckel 憩室等。

溃疡病可以发生在不同的年龄，十二指肠溃疡多见于青壮年，胃溃疡多见于中老年。本病患者临床症状表现不一，上腹部疼痛是消化道溃疡最主要的症状，其特点为慢性疼痛病史，呈周期性和节律性发作。慢性是指临床症状有自然缓解和反复发作的倾向。本病尚可有唾液分泌增多、上腹部灼热感、反胃、反酸、嗳气、恶心、呕吐等其他胃肠道症状。一般而言，胃溃疡疼痛部位往往在腹上区剑突下正中或稍偏左，十二指肠溃疡疼痛部位在腹上区或中腹上区剑突下或脐上方偏右，疼痛可向背部放射。消化道溃疡疼痛的性质及程度不一，疼痛性质以饥饿样不适或烧灼痛为多见，十二指肠溃疡可有夜间痛醒现象。消化道溃疡常见并发症为：消化道出血、溃疡穿孔、幽门梗阻、癌变等。

本病西医治疗：①一般治疗。注意生活饮食规律，定时进餐，避免辛辣、过咸的食物，少饮浓茶、咖啡等饮料，避免过度劳累和精神紧张，消除紧张、焦虑等情绪，改变某些不当的生活习惯，戒烟，忌酒，慎用或不用 NSAIDs（非甾体类抗炎药）、激素等药物。②药物治疗。根据作用机制大体分为减少攻击因素的药物和增强防御功能的药物两大类，前者主要包括抑酸药、抗酸药及具有根除 Hp 作用的药物，后者则主要是黏膜保护剂。

一、病因病机

消化性溃疡在祖国医学中属"胃脘痛"、"胃痞"之范畴。许鑫梅教授认为饮食不节、情志失调、气候变化及过度劳倦等因素，产生脾胃虚弱、气血瘀滞和湿热内蕴病理变化，由此而导致消化性溃疡的形成和复发。其病机有如下特点：

①溃疡病活动期多由于湿热内蕴，或因肝郁气滞，郁而化火，致肝胃郁热。②病程较长，与久病入络、胃之络脉瘀阻、气血瘀滞有关。③患者都有不同程度的脾虚症状，显示气血不足，机体防御功能减弱。本病虽病位在胃，但涉及肝脾诸脏；病性多属于虚实夹杂，即脾胃虚弱，兼夹气滞、湿热、痰浊和血瘀。许鑫梅教授认为脾胃虚弱、肝气郁结、湿热内蕴、瘀血阻络是消化性溃疡复发的重要病理机制。

1. 脾虚失养

脾虚失养是消化性溃疡复发的根本内因。许鑫梅教授认为，消化性溃疡再次复发与之前的溃疡愈合质量及程度密切相关，脾胃虚弱可影响消化性溃疡愈合的质量，为下一次的复发埋下隐患。《素问·痿论》曰："脾主身之肌肉"，"脾主运化水谷之精，以生养肌肉"。许鑫梅教授指出，消化道黏膜的修复有赖脾胃功能畅旺，脾旺则气血生化有源，则有利于肌肉续接、创面修复、黏膜再生。若脾虚气弱，则气血生化乏源，黏膜创面失于濡养，从而影响黏膜修复和溃疡愈合；其次，脾虚可导致原已修复的溃疡再次受损复发。故脾胃功能健旺，正气充沛，则溃疡不易复发。反之，脾胃虚弱，正气不足，邪易入侵，则溃疡易于复发。

2. 肝气郁结

肝气郁结是消化性溃疡复发的重要因素。消化性溃疡是典型的身心疾病，精神因素对其易复发有着重要影响，有时甚至是消化性溃疡复发的直接诱因。现代研究认为：紧张、焦虑、激动及愤怒等精神因素可通过神经和内分泌的途径使腺体黏液分泌量增加，使胃酸和胃蛋白酶含量增高，进而破坏黏膜保护屏障而发生消化性溃疡。由于病情反复发作，许鑫梅教授则认为：迁延不愈，消化性溃疡患者容易产生焦虑、担忧、悲观、抑郁等情绪；情志不畅可致肝失疏泄、肝气郁结，木郁则土壅，又可通过影响气机运行导致湿阻、热蕴、血瘀等种种变证出现或加重。

3. 湿热蕴结

湿热蕴结是消化性溃疡复发的另一因素。脾与胃皆属土，同居中焦以膜相连，二者同为人体后天之本、气血生化之源。脾为胃行津液，其气主升，主运化，喜燥恶湿。皇甫中在《明医指掌·心痛》中提出"胃脘湿热痛"的观点。本病多发于岭南地区，因岭南常年多雨、潮湿炎热，人体容易感受湿热之邪。此外，饮食不节、嗜食肥甘辛辣或过饮烈酒，日久则酿生湿热、蕴结中焦，加上消化性溃疡患者素体脾虚，黏膜易损，内虚加上外邪为患，腐肌蚀脏，遂导致溃疡复发。现代研究则认为幽门螺杆菌感染是消化性溃疡复发的高危因素，许鑫梅教授认为这在中医属于湿热之邪范畴。

4. 瘀血阻络

瘀血阻络贯穿消化性溃疡复发的全程。它既是溃疡复发的病因之一，亦是病理产物。王清任云："久病入络即瘀血"。叶天士亦云："大凡经主气，络主血，久病血瘀"。消化性溃疡具有病程长、缠绵难愈的特点。久病入络、瘀血内生是溃疡反复发作的病理因素。瘀阻胃络导致气血运行不畅，水谷精微不能正常敷布、濡养局部黏膜组织，不利于黏膜再生和溃疡修复，故致溃疡难以痊愈而容易复发。因此，瘀血阻络在消化性溃疡复发中也起着较为重要的作用。

许鑫梅教授还指出：脾虚、肝郁、湿热、瘀血在消化性溃疡复发中相互作用并相互影响，其中脾虚为病机之根本。脾虚可导致水湿不运、湿邪内生，久则化热，致湿热内生或者加重；脾虚可导致气血生化乏源，气虚不能推动血行，故瘀血内生。由此可见，脾虚为本病的根本内因，各种病理因素的交织导致消化性溃疡的反复和难治。

二、治疗法则

基于消化性溃疡复发的病机，许鑫梅教授认为，中医辨治应立足顾护脾胃、重视调畅气机、辅以清热祛湿和酌加活血化瘀。

1. 立足顾护脾胃

许鑫梅教授认为，由于脾胃虚弱是消化性溃疡复发的根本病机，因此，在治疗全程要贯彻顾护脾胃的宗旨。根据现代医学的观念，健补脾胃法可以促进黏膜结构修复和功能恢复，增加黏膜的保护因子。许鑫梅教授喜用党参、太子参、五指毛桃（即五爪龙）、茯苓、白术等平和之品健脾益气，处方多以四君子汤为基础方进行化裁，少用过于辛热、苦寒、酸苦味重之品。许鑫梅教授认为，消化性溃疡患者脾胃本虚，辛热易伤胃阴，苦寒折损阳气，酸苦味重之品患者不易耐受故亦不喜用。例如，健脾温阳之品中极少用附子、干姜等辛热峻补之品。又如陈皮本可健脾燥湿，但因其味酸往往不利于胃酸分泌过多的消化性溃疡患者，故改用法半夏健脾燥湿兼能降气。清泻胃热药中喜用蒲公英，谓此药性味平和，甘寒不损胃气。如《本草新编》云："蒲公英泻胃火之药，其气甚平，泻火而不损土，长期久服而无妨，凡系阴阳火起，俱可大剂服之。"利咽中药如木蝴蝶、土牛膝等亦为不损脾胃之品。

2. 重视调畅气机

除了立足顾护脾胃之外，许鑫梅教授认为消化性溃疡患者多有肝气不舒和胃气上逆的情况，故在临证时注重疏肝理气、和胃降逆。《素问·六微旨大论》云："非出入，则无以生长壮老已；非升降，则无以生长化收藏。"提示升降出入是人体生命活动赖以存在的基本条件，肝主疏泄是调畅气机之枢要。许鑫梅教授多用苏梗、法半夏降逆和胃；郁金、枳壳、木贼疏肝解郁，调畅气机。气机舒畅、升降有度，则水湿得以敷布、气血得以流通，最终湿瘀之邪得以祛除。

3. 辅以清热祛湿

许鑫梅教授善用健脾运湿、芳香化湿、清热利湿、调畅气机等法以祛除湿热之邪，选方多用四君子汤以健脾益气、运化水湿而湿邪自除。选用藿香、砂仁、白蔻仁等芳香之品可行气健脾助运以化湿；选用黄芩、蒲公英、白花蛇舌草以清热利湿；消化性溃疡复发患者多伴气机不畅，运用柴胡、郁金、厚朴等疏肝理气药物以调畅气机兼助水液敷布以祛湿。对于幽门螺杆菌感染者，许鑫梅教授认为中药里的蒲公英、黄芩、青天葵等对幽门螺杆菌有一定的抑制作用，也同意根据病情加用克拉霉素、阿莫西林等治疗幽门螺杆菌的药物。

4. 酌加活血化瘀

活血化瘀能祛瘀生新、改善黏膜血液循环和组织营养状态，有利于黏膜再生和溃疡修复。中医辨证有瘀血之证者，酌情加鸡血藤、丹参、桃仁、三棱等药活血、化瘀、通络。而如五灵脂等活血化瘀药物功效虽强，但其气味重、口感差，消化性溃疡患者多不能耐受，故较少应用。痛甚者，加三七粉、延胡索活血、行气、止痛；伴气虚舌淡者，加黄芪或五爪龙，或重用白术健脾益气、补气行气以活血化瘀。

许鑫梅教授指出：消化性溃疡复发表现为单一证型的患者少见，多为两证或多证夹杂，故在辨证时要细问病史、精辨病机，用药时则应通盘考虑、有所侧重，如此才可在临床治疗中彰显功效。

三、分病期辨证治疗消化性溃疡

在治疗上，许鑫梅教授提出分病期辨证治疗的方法，即在溃疡活动期，以清热疏泄法为主，清除幽门螺杆菌感染，消除炎症，抑制胃酸分泌，促进溃疡愈合；在缓解期，以健脾补气为主，配合清热疏泄等法，调整机体防御功能，防止溃疡复发。活血化瘀法可用于各期的治疗，有改善血运及组织营养状态、促进溃疡愈合的作用。

1. 溃疡病活动期

（1）肝胃郁热证。

表现为胃部灼痛且痛势急迫，口苦口干，嘈杂反酸，烦热眠差，大便干结，舌红苔黄，脉弦数。治宜清肝胃郁热，缓急止痛。方用左金丸合清胃散加减：黄连、甘草各6克，吴茱萸3克，苏梗12克，黄芩、牡丹皮各10克，生地黄、白芍、蒲公英各15克，救必应20克。大便干结伴腹胀者，加大黄、厚朴、枳实；嘈杂反酸者，加海螵蛸、瓦楞子；口干、舌红、少津者，加玉竹、麦门冬、沙参。

（2）肝郁气滞证。

表现为上腹胀痛，或疼痛窜及两肋，嗳气频作，胸脘满闷，排便不畅。多因精神紧张或情志不畅而诱发。舌稍红、苔薄白，脉弦。治宜疏肝理气，和胃止痛。方用柴胡疏肝散加减：柴胡、川楝子各12克，白芍15克，枳壳、香附、川芎各10克，陈皮、甘草各5克。嗳气频作者，加旋覆花、代赭石、柿蒂。

（3）胃络瘀阻证。

多见于本病日久屡发不愈，上腹痛如锥刺、刀割，痛处固定而拒按，或夜间痛甚，舌质紫暗或有瘀点、瘀斑，脉细弦涩。治宜行气活血，祛瘀止痛。方用失笑散合丹参饮加减：蒲黄、五灵脂、砂仁、降香、川楝子各10克，丹参15克，甘草6克。痛甚者，加三七粉、延胡索；伴气虚舌淡者，加黄芪、白术。

2. 溃疡病缓解期

（1）脾胃虚弱证。

表现为慢性上腹痛，呈隐痛，喜按喜暖，遇冷加重，面色萎黄，倦怠乏力，纳差便溏，舌淡嫩、苔白润，脉细弱。治宜健脾益胃、散寒止痛。方用理中丸加味：党参20克，干姜、熟附片（先煎）、桂枝、砂仁（后下）、炙甘草各6克，白术、香附各10克。吐酸者，加瓦楞子、煅牡蛎、浙贝母；湿浊较盛、胃中辘辘有声者，加茯苓、法半夏；若因受寒或进生冷致胃痛加剧者，加高良姜、香附、苏叶。

（2）胃阴虚证。

表现为上腹部灼痛隐隐，嘈杂干呕，口干舌燥，手足心热，烦躁易怒，大便干结，舌红少津，脉细。治宜养阴益胃，理气止痛。方用益胃汤加减：沙参、麦门冬、淮山药各15克，生地黄20克，玉竹30克，合欢花、川楝子各10克，白芍12克，甘草6克。胃酸少、纳呆者，加乌梅、山楂；便秘者加瓜蒌仁、火麻仁等。

四、两"调"防治溃疡

1. 调畅情志

祖国医学历来重视情志对人体的重要性，强调形神合一，认为人的生命活动与内脏气血、精神情志密切相关。《灵枢·口问》："悲哀愁忧则心动，心动则五脏六腑皆摇"。李东垣在《脾胃论》中论及精神因素对脾胃病的影响，谓："先由喜、怒、忧、思、恐为五脏所伤，而后胃气不行，劳役饮食不节，继之则元气乃伤"。鉴于此，许鑫梅教授非常注重患者的心理调适、情志调畅，采用倾听、理解、鼓励、指导等方式与患者沟通，运用通俗易懂的语言解释病情，帮助患者树立战胜疾病的信心。

2. 调适饮食

《脾胃论》云:"饮食不节,寒温不适,脾胃乃伤"。饥饱失调、寒热不适、偏嗜烟酒,或用伤胃药物,均可损脾伤胃,诱发或加重消化性溃疡复发。许鑫梅教授强调:三餐要定时定量;忌烟、酒、辣、酸、(过)甜、(过)咸、粥、米粉、花生、番薯、豆类、番茄等。岭南地区有喝粥和饮"老火汤"的习俗,通常认为粥易消化而汤水滋补。但许鑫梅教授认为,粥质地稀薄,汤水则易稀释胃液,引起餐后腹胀、恶心等症状,不适宜于溃疡复发患者。

【验案举例】

刘××,男,53岁,初诊时间:6月24日。

主诉:反复胃痛5年余,加重2个月。

患者5年前出现胃脘疼痛,绵绵隐痛,初起为饥饿时作痛,得食则缓,伴嗳气反酸、烧心、咽部异物感,曾在外院行胃镜检查提示:十二指肠球部溃疡。曾予抗幽门螺杆菌治疗10日,病情缓解。其后胃脘痛时有反复,每于受凉、饮食不节及精神紧张时发作,不规则服用奥美拉唑后症状可稍缓解。2个月前清明祭祖时因进食油腻辛辣食物后胃痛复发,间歇性刺痛,痛及双胁,饥饱均可发,服奥美拉唑后疼痛不能缓解,甚是忧虑,恐有恶变。就诊时症见:神疲纳呆,胃脘时有隐痛,进食后脘腹胀闷,时有嗳气,偶有反酸、烧心,咽部如有物梗阻不适,大便偏溏烂,排便时有黏腻不畅之感。

个人史:职业干部,嗜烟,偶饮酒,喜食肥甘厚味。

查体:咽稍充血,双扁桃体不大,咽后壁滤泡增生,舌淡暗、苔黄腻,脉弦细。

胃镜提示:①复合型溃疡(胃角及十二指肠球部);②慢性食管炎。^{14}C-尿素呼气试验:弱阳性。

中医诊断:胃痛,脾虚肝郁,兼夹湿热瘀血证。

西医诊断:①复合型溃疡复发(胃角及十二指肠球部);②慢性食管炎。

治则治法:健脾益气、调畅气机,佐以清热祛湿、活血化瘀。

方药：四君子汤加减。

具体拟方如下：党参10克，白术15克，茯苓15克，甘草6克，法半夏10克，紫苏梗15克，浙贝母15克，瓦楞子30克，蒲公英15克，木蝴蝶10克，郁金15克，木贼15克，丹参15克。上方加水500毫升，煎取200毫升，饭后分2次温服。每日1剂，连服7剂。至于^{14}C-尿素呼吸气试验弱阳性，暂不考虑抗幽门螺杆菌治疗。此外，许鑫梅教授向患者详细解释胃镜结果，重点阐明尚未发现癌变，配合治疗可控制病情。嘱患者饮食规律，调畅情志，戒烟酒及避免辛辣、生冷、油腻、过甜等食物。

二诊（7月1日）：患者诉胃痛、嗳气、反酸、烧心感等诸症明显缓解、消失，仍有咽部如有物梗阻不适感，大便由溏烂转为偏干结，舌淡稍暗、苔腻稍黄，脉细。药后患者大便转为干结，考虑党参其性偏温，改用药性平和的太子参15克，加用黄芩15克、土牛膝15克以加强清热利咽兼通调大便。继服7剂。

三诊（7月21日）：患者服7剂后自觉诸症明显缓解，自行再服7剂，隔天1剂巩固。近日因进食米粉后再次出现胃脘胀闷隐痛，进食后明显，大便溏烂，其味较臭秽，舌淡稍暗、苔薄白腻，脉细。此时热象趋微而脾虚益甚，兼有大便溏烂臭秽等脾虚不能运化水谷之征，故在上方去蒲公英、黄芩、土牛膝、太子参，改用党参健脾益气，加用炒麦芽健脾消食兼实大便，继服7剂；并再次叮嘱注意饮食禁忌。

四诊（7月28日）：患者胃痛明显缓解，偶有嗳气，精神胃纳好转，大便成形，舌淡稍暗，苔薄白稍腻，脉细。守上方继服7剂。此后，患者间断至门诊调理，随访至今，胃痛未再复发。

医者按：此病案为典型的消化性溃疡复发案例。患者病程缠绵、病情反复。其复发的季节为清明节后，有饮食不节之诱因。在病机方面，临证表现有疲乏纳呆、胃痛隐隐、大便溏烂、舌淡脉细等脾虚之征象。患者思虑甚重、胃痛连及双胁、脉弦等，均提示存在肝气郁结、气机不畅的情况，胃脘胀满、嗳气反酸为胃气上逆之象。以上病机一般都能把握，容易被忽略的是夹湿热、夹瘀血之病机。细问大便，排便有黏腻，舌苔腻中带黄，加上时值7月，岭南地区正是潮湿炎热之时，故考虑有湿热之邪为患。患者时有胃脘刺痛感，细察舌象，舌质淡中有暗，此乃瘀血之征。脾虚、肝郁、湿热、瘀血是本病案的主要病机。因此，许鑫梅教授确立健脾益气、调畅气机，佐以清热祛湿、活血化瘀的治则治法，以四君子汤为基础，配合紫苏梗、法半夏降气和胃，木贼、郁金清泄肝火、疏肝解郁，浙贝母、瓦楞子取"乌贝散"之功效制酸，黄芩、蒲公英清热祛湿，丹参活血化瘀，木蝴蝶利咽。同时，根据咽部和大便情况调整用药。全方平和精炼之中不失均衡兼顾，与吴鞠通的"治中焦如衡，非平不安"的理念不谋而合。此外，情志饮食调适与方药相结合也是本案辨治的特色。首诊时许鑫梅教授非常重视对实验室检查及饮食宜忌进行深入浅出的讲解。患者因病情反复而忧虑甚多，通过以通俗易懂的语言阐明病情，可释其疑虑、调畅情志、树立信心。治疗过程中，患者病情反复与饮食不节有关，故许鑫梅教授注重向患者强调饮食宜忌。

老年胃病

随着社会向老年化发展，老年胃病会占有一定的比例，其中除去心血管疾病外，胃肠病也是老年人的主要疾病之一。由于这些患者年老体弱，心肺肝肾功能易受损害，有着各种各样的基础病史，增加了胃病的发生概率，并影响预后，而且一般胃肠疾病病程较长，严重影响老年人的生活质量。例如，老年性胃病患者多数兼有慢性支气管炎、关节肿痛及高血压等疾病，常因服用消炎止痛及降压药物而诱发溃疡病。研究发现，肺气肿患者十二指肠溃疡发生率比正常人高 3 倍；冠心病、动脉硬化会造成胃黏膜供血不足，影响溃疡愈合；且老年人多见于无症状型溃疡，一般难以发现，给溃疡病的诊治带来一定的困难。以下介绍许鑫梅教授治疗老年胃病的治疗经验。

一、中医分型而治

1. 肝气郁结型——治以疏肝解郁

老年胃病患者多有情志抑郁等因素。脾胃病中与情志有关者十居其七。脾胃病可能是多因素作用的结果，但精神因素往往起着先导作用，心理社会因素对其发生、发展和预后也起着相当重要的作用。工作学习、生活家庭的压力，保健卫生知识的缺乏等，造成的抑郁、失落、孤独、忿满、疑虑、消沉等情绪状态，可能通过神经和内分泌的途径影响到胃的功能活动。现代研究发现，在紧张、焦虑、激动及愤怒等精神因素作用下，胃液分泌量增加，胃酸和胃蛋白酶含量增高，破坏了胃黏膜屏障而发生胃溃疡。此外，由于病情反复发作，日久不愈，患者往往会因对自己病情的不了解而产生种种顾虑。慢性胃炎患者从有关检查结果来看并不严重，但由于病情易反复，故临床症状繁多，难以消除，患者就诊时往往会对医者有"纠缠不休"之嫌，须耐心帮助患者认识这种疾病，以解除患者之"郁"。

许鑫梅教授在治疗老年慢性胃病时，在辨证基础上，选加3～5味疏肝解郁药物，每获良效。疏肝常用药物有：柴胡、川楝子、白芍、枳壳、木香、合欢皮（花）、木贼、佛手、苏梗。

在药物治疗的同时尚辅以心理治疗。许鑫梅教授指出，临床上症状反复发作，均经过各种药物治疗，初能起效，久之又复发而无效者，多因未行心理治疗使然。因此，许鑫梅教授在药物治疗的同时，总是耐心告诉老年患者，老人需要有自己的活动空间，有自己的追求和爱好，否则寂寥空虚、郁郁寡欢、情志不遂，发为胃病多会反复不愈。

2. 血瘀阻络型——治以化瘀通络

血瘀阻络为老年胃病患者的另一特点。病程久长、时反时复，用一般辨治方法又乏效者，须考虑为瘀血内停、瘀阻胃络所致。血瘀阻络常见的表现为：胃病久而屡发，日渐消瘦，面色黧黑或萎黄少华，肌肤粗糙，胃痛绵绵而持久，痛有定处，如刺如割，食后痛甚，夜间尤剧，稍按则舒，久按则痛剧，口干欲漱水而不欲咽，甚或见呕血便血，其色紫暗，舌紫暗、青紫或有瘀点瘀斑，舌下静脉曲张瘀血，脉弦、涩或沉细隐伏。胃镜下见胃黏膜颜色暗红，充血水肿，颗粒状增生隆起，皱襞粗大，肠上皮化生，肥厚、结节、息肉，或见胃黏膜糜烂、溃疡、有出血点、瘀斑，胃黏膜变薄、腺体萎缩，或胃黏膜下血管明显清楚可见、呈紫蓝色。

许鑫梅教授指出，老年胃病有瘀血阻络表现者虽比较常见，但不是都有瘀血。从临床观察看，单纯的血瘀并不多见，而通常是在其他证型中合并出现。必须将辨证与辨病结合起来，既重视患者的主诉不适，又不能忽视胃镜下黏膜的病理改变，这样才能分清瘀血的寒热虚实、轻重缓急，选用恰当的化瘀通络方药，以达到气血调和、血脉流畅，方能取得事半功倍的效果。

许鑫梅教授临床常用化瘀通络药物有：丹参、赤芍、郁金、救必应、鹿衔草、鸡血藤、莪术。遵"气行则血行，气滞则血瘀"之理，活血通络药物中当佐以疏肝理气之品，使气机周流、血脉畅行，则有助于瘀血的消除和病情的早日康复。临床上常选用木香、苏梗、香附、柴胡、佛手等轻清理气药物。萎缩性胃炎伴肠上皮化生者，常选配半枝莲、白花蛇舌草、浙贝母等解毒散结之品。

3. 脾胃亏虚型——治以健脾益胃

老年胃病以胃纳差、神疲乏力为突出者多属脾胃亏虚。脾胃气虚者，可见胃部隐痛，喜按喜暖，面色苍白或萎黄，神疲乏力，纳差，或大便虚急排出乏力，治疗侧重在健脾益气，辅以理气止痛，以四君子汤为主方。胃阴不足者可见胃脘隐痛，或轻微灼痛，口干不多饮，食欲不振，消瘦乏力，大便偏干。治疗以养阴益胃为主，以益胃汤加酸甘化阴之品如白芍、川木瓜等。

老年胃病多虚，但虚中夹实，夹滞，疾病多处于虚损与实滞交互影响的病变过程。气虚病位多偏重于脾，脾虚运化不及又容易导致食湿阻滞于胃；阴虚病位侧重于胃，是由湿热伤阴，形成胃阴亏损与湿热内蕴并见。部分胃病患者见虚象而用健脾补气治疗效果欠佳，许鑫梅教授指出原因有二：一是虽有脾虚，但有兼夹，如夹郁、瘀、热、滞等，当按虚实互见之证辨治；二是脾虚渐重，致中气虚弱，清阳不升，浊阴闭塞于中而生痞证。多见饥饿时胃脘隐痛不适，进食后又饱胀难消，面色苍白或萎黄，神疲气短，大便不干但排出乏力，可选用补中益气汤加减。

二、辨（大）便治胃

老年胃病患者往往伴有大便异常，包括便秘、腹泻或便秘腹泻交替出现等。

随着医学知识的普及，许多患者十分关注大便变化对自身的影响，因此，大便状况成为反映患者生活质量的重要指标之一，同时也反映患者病情的性质。

许鑫梅教授在胃病治疗中强调要做到熟悉并善于总结治疗胃病的常用中药药性及对大便的影响，如此才能得心应手地选用既能消除病证，又能纠正大便异常的药物，而一举两得。许鑫梅教授诊治老年胃病时，常从两方面辨大便用药。

1. 根据大便性质辨证用药

溏烂便，多为脾胃虚弱，常用理中丸加诃子、淮山药、炒谷麦芽等健脾止泻；大便时多时少，且排出不畅，多属肝郁气滞，常加大腹皮、枳壳、郁金、合欢皮等疏肝行气导滞；见大便干结难解多为肝胃郁热，胃气上逆不降，常选用瓜蒌仁、厚朴、枳实、柿蒂、蒲公英等清热通腑；大便量少而结，多属胃阴虚，加用瓜蒌仁、麦冬、太子参润肠通便；排便无力，久坐努挣者，属老年气虚，大肠传送无力，重用白术，加枳壳、肉苁蓉补气导滞通便；积滞内停，大便不顺畅者，用代赭石、牛膝、麦芽、鸡内金等消积导滞通便；有慢性肺病病史，肺气郁闭而便秘者，用紫菀、牛蒡子、杏仁、桔梗宣肺润肠通便。如果出现柏油样黑便，量多，伴舌红苔黄燥者，属于胃热壅盛者，予三黄泻心汤加茜草、仙鹤草、血余炭、白芨、生地榆等清热凉血止血；黑便伴气短乏力，舌淡苔白者，属于气虚血溢者，予黄土汤加黄芪、白芨、海螵蛸、瓦楞子等补气收敛止血。

2. 在识药性的基础上结合大便性状选择药物

补气阴药有：便稀者用党参、黄芪、山药；便干者用太子参、五指毛桃（即五爪龙）、玉竹。

清热除湿解毒药有：便稀者用黄连、白花蛇舌草；便干者用黄芩、蒲公英。

消食积药有：便稀者用麦芽、神曲；便干者用鸡内金、莱菔子。

止腹痛药有：便稀者用木香、台乌药、救必应；便干者用白芍、枳实、厚朴。

咽痛用利咽药：便稀者用诃子、岗梅、火炭母；便干者用牛蒡子、木蝴蝶、胖大海、土牛膝。

睡眠不安用安神药：便稀者用珍珠母、浮小麦；便干者用柏子仁、夜交藤。

肝病

一、慢性乙型肝炎

慢性乙型肝炎病机复杂、病情极易反复、临床较难治愈，并且与肝硬化、肝癌关系密切。许鑫梅教授以柔润通补、扶正祛邪之法，治疗了大量的慢性乙型肝炎患者，疗效颇佳。现将其治疗经验总结如下。

许鑫梅教授在继承叶天士等古人治疗肝病的方法的基础上，经过长期的临床实践，提出治疗慢性乙型肝炎的方法：一方面应根据患者的整体状态和疾病的各个阶段及个体差异，施行不同的具有针对性的治疗方案，或祛邪为主，或扶正为主，或先驱邪后扶正，或先扶正后驱邪，治疗目标是要达到患者身体自觉舒适、抵抗力增强、生活质量提高，而不单以降低转氨酶为目标，只要患者自觉症状改善，转氨酶亦可随之下降；另一方面要根据肝脏的生理病理特点，以柔润为大法，疏肝、清肝、柔肝、养肝相结合。

1. 深入剖析慢性乙型肝炎的病因病机

慢性乙型病毒性肝炎属于中医学"胁痛"、"郁证"等病的范畴。许鑫梅教授通过多年临床实践，深入剖析其病因病机，以指导临床用药，她认为"湿热疫毒"是乙肝致病的主要原因，"痰浊瘀血"是乙肝发病后的病理产物，湿、热、毒、痰、瘀则贯穿乙肝发病的始终，湿、热、毒、痰、瘀诸邪相互影响，困遏脾胃，郁结肝胆，深伏血分，则引起脏腑功能紊乱，气血阴阳失衡而出现肝郁脾虚、脾胃失和、气滞血瘀、肝肾阴虚、脾肾阳虚等病证，而最终形成"湿热疫毒兼痰瘀，肝郁脾肾气血虚"的复杂局面。

2. 柔润并用，通补兼施

肝为刚脏，体阴而用阳。肝的阳气（用）与肝的阴血（体）之间存在着相互依赖、相互制约的关系；病理上，肝体常不足、肝用常有余是肝病的特点。治肝必以"补肝体和肝用"为总则。故肝体宜柔，肝用宜疏。肝郁初起，治宜疏肝；肝郁日久、肝阴不足，治宜柔肝；肝火上炎、肝阳上亢，治宜清肝平肝；肝血亏虚，治宜养血补肝。

（1）柔润以养肝

柔法，即柔肝养阴以滋体之法。湿热疫毒久羁致病，热为阳邪，阳盛伤阴；湿郁经久生热，伤津耗液；慢性肝炎多由急性肝炎转变而来，病之早期，或过用苦寒清热，或多用辛燥理气，亦常致阴伤；也有素体阴虚之人，感受湿热之邪，湿热又可伤阴。肝阴宜养，法在柔润，取药宜甘。"柔"者缓也，柔能制刚；"甘"能补能守，其性和缓，能缓肝之急，助肝用，益肝体。许鑫梅教授临证常以一贯煎加减，用北沙参、生熟地黄、麦冬、枸杞子、黄精、石斛、五味子等甘润而不滋腻之品。对于肝郁化火者不轻易泻火伐肝，而注重育阴潜阳。

润法，即酸甘化阴以生津之法。慢性肝炎常见阴亏血燥之证，阴血亏虚则肝失濡养，疏泄失常则气机郁滞，故阴血不足是本，气机郁滞是标。酸入肝，肝虚则补之，配以甘味药，酸甘化阴，补肝之阴，使肝木得之濡养，津液足则血有源。许鑫梅教授常选用酸枣仁、山茱萸、白芍、五味子等酸甘化阴。但对于邪毒为患、湿邪滞留之证，使用五味子等酸味中药易敛邪，许鑫梅教授在使用时较谨慎。对胃阴不足，脾无以行其津液，肝失所养，以致肝胃阴虚者，治当养胃阴兼养肝阴，选石斛、玉竹、白芍、甘草等酸甘化阴之品。

（2）通补以调肝

通法，即疏肝和肝、清肝平肝之法。疏肝药多属香燥理气之品，易耗伤阴血，即叶天士主张"辛香刚燥，决不可用"。许鑫梅教授临证对肝气郁结患者非常注意选用理气而不伤阴的疏肝理气药，多以小柴胡汤加减，喜用生麦芽、绿萼梅、佛手、香橼皮、合欢花等理气而不伤阴之品，且在疏肝理气药中多配伍养血柔肝之药。肝阳上亢者，加天麻、桑叶、菊花、白蒺藜以清肝明目；视物昏花、脑鸣、寐差、精神易紧张者，加珍珠母、合欢花以重镇潜阳、解郁安神；肝火犯胃者，加黄连、吴茱萸泻肝胃之火；泛酸较重时再加乌贼骨、煅瓦楞以制酸；肝郁脾虚、肝脾不和等，治宜逍遥散加减以疏肝解郁、健脾和营。

补法，即养肝血、温肝经、补肝肾之法。肝为刚脏，全赖肾水以涵养，肝木得肾水之涵养则荣，失之则萎。故治肝病不能一味治肝，还应补肾，肝肾同治，水旺木荣。正如《质疑录》云："补肝血又莫如滋肾水。水者，木之母也，母旺则子强，是以滋化源。"肝郁化火，肝阴被灼而下及肾阴，每致肝肾阴虚之证，多见头晕目眩、心悸、少寐多梦、急躁易怒、口干咽燥、腰酸耳鸣、眼目干涩、胁痛时稍劳作即重、五心烦热、舌红绛、苔少或薄、脉弦细数，许鑫梅教授用滋水清肝饮加减治疗。对病程较长、体质虚弱者，补肾尤为重要，此亦"虚则补其母"之意。许鑫梅教授少用附子、干姜、肉桂、巴戟天、淫羊藿等温燥补益药，多用温和平补之品。腰背痛加杜仲、续断、桑寄生；属肝肾不足、虚火上炎者，加炒栀子、牡丹皮、炒枣仁、龟甲、鳖甲、龙齿、五味子、合欢花等；月经不调、痛经者，加当归、益母草；四肢末端不温、肢节疼痛者，加桂枝、葛根、桑枝、路路通。

3. 扶正祛邪，因人施治

本病主要因机体正气不足、抗邪无力、感受湿热疫毒之邪所致。疫毒侵入并潜伏体内，郁结肝胆，困遏脾胃，引起脏腑功能紊乱，气血阴阳失衡。湿热疫毒亦是致病因素，产生痰浊瘀血等病理产物，湿、热、毒、瘀诸邪相互胶结，缠绵难去，导致乙型肝炎由急性向慢性，甚至向肝硬化、肝癌演变。正邪相搏贯穿于乙型肝炎的全病程。许鑫梅教授认为，扶助正气在乙型肝炎的治疗中尤为重要，应根据患者的临床症状、肝功能及乙型肝炎病毒HBV标志物检测情况，判断邪正消长之势，扶正而不留邪，祛邪而不伤正，从而达到正复胜邪、邪去正安的目的。

（1）祛邪注重辨证施治。

湿热疫毒为外来之毒，其侵袭人体，破坏机体内平衡，导致各种代谢废物不能及时排出，又形成内生之毒。许鑫梅教授认为，湿热在每个患者表现程度和部位的不同，临床上需辨证施治，同病异治，灵活运用祛湿之法。如肝脾湿热壅盛阶段又可分为肝热型和脾湿型，而肝热型可用四物芦连汤加味，脾湿型则常用太子参、厚朴、枳壳、法半夏之类，清热利湿法常用茵陈四苓散加味，方用绵茵陈、茯苓或土茯苓、猪苓、泽泻、白术、丹参、郁金、白背叶根、鸡骨草之类。同时，湿邪留恋是肝炎转为慢性的关键，无形之热易依附于有形之湿，湿热交蒸，胶着难解，导致疾病缠绵难愈。许鑫梅教授根据湿热之偏轻偏重，或以藿香、苍术、法半夏、薏苡仁等芳香化湿；或以猪苓、泽泻、车前等淡渗利湿；或以茵陈、栀子、黄芩、黄连、黄柏、龙胆草、虎杖等苦寒燥湿；湿毒重者加土茯苓、苦参；女子证见白带黄稠、量多等属下焦湿热者加土茯苓、椿根皮、黄柏、知母、苍术、藿香、佩兰、泽兰、薏苡仁、龙胆草等清热解毒兼利下焦之湿。但过用清热解毒类药物又易闭郁阳气，寒凉败胃，故许鑫梅教授在此类药物的使用上强调少而精，且多在补肝、柔肝、疏肝基础上配合使用，如茵陈、虎杖、蒲公英、白花蛇舌草等。

（2）祛邪不忘扶脾，治肝病当先实脾。

许鑫梅教授认为"湿热"是慢性乙型肝炎的主要病因，而七情、饮食、劳倦等只是使疾病加重或迁延、复发的原因。湿热邪毒之所以能长期潜伏于人体内，因在于人体正气不能驱邪外出，正邪长期处于对峙局面，加上广州地处岭南腹地、珠江三角洲的中心地带，常年气候炎热、多湿多雨，湿热疫毒更重，故治疗上当以清热利湿为主，而长期使用苦寒药又易伤脾胃之阳，许鑫梅教授治疗慢性乙型肝炎主张益气健脾固本，佐以清热利湿。在临证中，善用四君子汤益气健脾，健脾化湿一般用茯苓、猪苓、白术、泽泻、党参或太子参，但不宜过于温燥；又常合用运脾消导之品，如布渣叶、谷芽、麦芽、鸡内金、火炭母等。

从临床上看慢性乙肝，患者大多表现为倦怠乏力、食欲不振、身肢困重、恶心呕吐、腹胀便溏等一系列脾虚不运之症，以及胁痛、胁部不适、头目眩晕等肝郁的症状。《金匮要略》指出"见肝之病，知肝传脾，当先实脾"。许鑫梅教授认为本病病位在肝脾两脏，而主要在于脾，脾虚是本病的主要矛盾，故提出健脾补气、扶土抑木为治疗该病的总原则。主张立法处方应培土固本，培土可健旺脾胃；培土可抑木，制约肝木太过，以治脾胃未病之先；培土可复其元气，促病情好转。在临床上常用太子参、茯苓、白术等益气健脾，柴胡、郁金、白芍等疏肝理气。

4. 瘀血阻络当健脾益气活血

慢性乙肝患者常迁延难愈，反复发作，许鑫梅教授根据中医"久病气虚"、

"久病血瘀"、"初病在经、久病入络"的理论，临床上有血瘀见证患者，如面色发暗、胁下瘀块（肝脾肿大）、各种红缕（蜘蛛痣）、砂掌（肝掌）、肌衄（皮下出血）、舌质紫暗等，在治疗中加入一定量的活血药，且多以益气健脾与活血并举，常用泽兰、益母草、丹参、赤芍、三七、川芎、桃仁等药，但不主张使用水蛭、虻虫等破血之品，因为攻伐破血之剂非但效果不佳，反而容易引起出血。

5. 久病及肾应益脾滋水涵木

慢性肝病，因湿热不化者，可致脾失健运、脾虚气损；情志抑郁，可致肝之疏泄功能失调、气机阻滞、瘀血形成；因久病及肾者，可致肾阴亏损、水不涵木。许鑫梅教授认为，治疗慢性肝病不但要从脾治，而且要从肾治。清热化湿、理气活血药，虽有驱邪的作用，但也有其攻伐太过、损伤脾胃、耗伤精血之弊。对久病脾胃虚弱、肾虚病人，服药后每每有脾肾气虚表现，补脾益肾既可补其虚衰，又可补救药物之偏性。在用药方面，常常是健脾药与益肾药联合运用，常用的益肾药物有桑寄生、山萸肉、杜仲等。而对肝肾阴虚患者常用一贯煎和二至丸等加减，兼有湿热者则加用薏苡仁、杏仁、滑石等清热化湿药，而舌苔厚腻、恶心腹胀纳减者，则酌加白蔻仁、枳壳等健脾化湿之品。

6. 在辨证论治的基础上对症用药

许鑫梅教授在总体辨证治疗的基础上，对个别突出的症状选用针对性的治疗药物，收效甚佳。如咽干、咽痛者加炒杏仁、玄参、连翘、牛蒡子以宣肺利咽；大便干加生白术、瓜蒌、虎杖，不效则加熟大黄；大便不净感、时有溏泻者加瓜蒌、枳壳、焦山楂、炒白芍通涩并用；矢气多、大便不成形者，以紫苏梗、枳壳、焦三仙理气健脾；眠差、梦多、汗多者加煅龙骨、煅牡蛎以重镇收涩；夜尿频或腹泻者加益智仁以补肾固缩；大便不畅、面部有痤疮、口臭、易怒者加炒栀子、连翘、荆芥、防风、牡丹皮、赤白芍以凉血、泻火、疏表；反复感冒者加党参、紫苏叶以益气疏表；夜间手脚心热者，加青蒿、地骨皮以清透血、分热邪；两胁刺痛、腰脚酸痛者，加鳖甲活血、止痛、坚阴；情绪差、脾气急躁、口苦口干、口臭或口中异味者，加黄芩、郁金、枳壳、芦根、藿香、佩兰清热、利湿、疏肝。

7. 结合现代研究选用具有抗乙肝病毒作用的中草药

抗病毒治疗是慢性乙型肝炎治疗的重点和关键，中草药具有来源广泛，毒性低和副反应小的特点，目前研究较多，效果较明显的有：①叶下珠，能使鸭血清中的 DHBV – DNA 水平下降，其醇提物在体外对 HBV 的抗原有较强的抑制作用。②垂盆草，具有清热利湿解毒等功效，它能降低谷丙转氨酶，其成分包括垂盆草甙、黄酮类化合物及甾醇化合物等，其中垂盆草甙是抗肝炎的活性成分，其水溶性成分具有调节机体免疫能力的作用。③水芹，对 HBV – DNA 有明显的抑制作用，其作用机理为抑制 HBV – DNA 聚合酶，在 DNA 水平上阻止病毒的复制。许鑫梅教授经过临床实践，以中医辨证论治与西医辨病相结合，临床上常根据患者的具体症状、体征加用具有抗乙肝病毒作用的中药，如兼湿热则选用叶下珠、垂盆草。

二、肝纤维化

各种病因引起的慢性肝病及某些有毒物质所致肝脏损伤，均可引起肝细胞炎症坏死，并继发纤维化的病理特征，并且肝纤维化是向肝硬化甚至原发性肝细胞癌发展的中心环节，而在我国导致肝纤维化的主要疾病则是乙型病毒性肝炎。许鑫梅教授从医 40 余载，在治疗肝纤维化方面积累了丰富的临床经验。

1. 对肝纤维化的中医病名、病因、病机的认识

肝纤维化是现代医学病理形态学概念，中医并无"肝纤维化"一词，因其常以胁痛、黄疸、胁下结块为其临床表现，大多数文献都将其归属黄疸、胁痛、积聚、臌胀等病范畴。但现代医学的肝纤维化概念并不等同于肝硬化，许鑫梅教授通过多年的临床实践观察，提出中医概念上的积聚、臌胀多属于肝硬化的中晚期，已不是肝纤维化的形成阶段，而肝纤维化应属于中医之胁痛、黄疸、肝积之证较为确切。肝纤维化的病因病机复杂，众多医家侧重点也各有不同，有强调湿热、疫毒、痰瘀或肝郁者，也有从络病论治者，许鑫梅教授对肝纤维化的病因病机有其独到的见解，她认为肝纤维化的始动病因为湿热毒邪外袭、正气不足、湿浊邪毒乘虚而入，加上饮食失当，以致湿邪热蕴、脾失健运、肝失疏泄、迁延不愈、湿热停留、肝脾两伤、气滞血瘀，痰瘀互阻于肝络是其总病机，形成肝纤维化的最终途径为肝之津血凝聚，导致痰湿、瘀血沉积，肝络瘀阻成症。许鑫梅教授长期在广东从医，受中医"天人相应"理论的启发，认真观察当地的地理气候条件和人体病变的规律，发现这一地区除气候炎热外，还有雨季长、雾湿重的特点，故人多湿病。因此，肝纤维化患者多兼有湿热，在治疗过程中亦可适当佐以清热利湿之品。

2. 注重辨证论治，分清主次，抓关键

许鑫梅教授认为，肝纤维化治疗当以治肝、治脾、治肾为主，并抓住湿、毒、痰、瘀、虚等线索，做到时刻勿忘气畅血和。肝纤维化早、中期治疗应是以清热解毒化湿、疏肝健脾益气、活血化瘀通络为主，而该病晚期必然导致肝肾俱衰，故晚期又以补益肝肾为当务之急。许鑫梅教授治病善用软肝散结、活血化瘀，临床上常以经方鳖甲煎丸加减组成鳖甲煎汤（鳖甲、厚朴、柴胡、党参、法半夏、丹参、白背叶根、虎杖等），并根据瘀血情况不同选用归尾、赤芍、红花等活血化瘀之品。许鑫梅教授认为丹参味苦、性微寒，主要功能是活血理血，为临床最常用的活血化瘀药物，可大剂量使用，配合党参益气健脾，柴胡疏肝解郁，一行一补一舒，化瘀益气之功相得益彰，临床搭配应用，每获良效。许鑫梅教授同时十分注重整体观念，肝藏血，主疏泄，体阴而用阳，肝易横逆犯脾，又易肝病及肾，肝肾同亏，故活血药多选用辛散温通、活血而不破血之品，使瘀滞得行，气机条达，药力缓而纯和，无峻利克伐之弊，同时还配合养肝阴、益中气之类。同时，广东气候炎热，湿气重，患者多兼湿热之邪，且湿性缠绵，故慢性肝病病程长，湿热疫毒又易对人体正气造成伤害，如脾气耗损，气血生化乏源，无力推血运行，又无力摄血；阴津耗伤，肝肾阴虚血亏，脉道不充，血行不利而成瘀；阴虚火旺，又易破血妄行而出血，这一阶段如失辨证，一味应用大量活血化瘀药物奏效低微，又易伤及正气，因此，临床上当辨证论治，故许鑫梅教授常辅以益气健脾、滋阴补肾、活血止血之品，如归脾汤、滋水清肝饮配三七、丹皮、赤芍药等，化瘀止血，养肝柔肝。

3. 以疏肝理气为要

肝主疏泄，性情刚直，喜条达而恶抑郁，肝之疏泄对气机的升降出入及脏腑经络的生理功能起着协调作用。肝失疏泄，势必影响气机的运行和脏腑经络的正常生理活动。肝失疏泄、气机升降失常是肝纤维化的基本病机之一，因情志不遂、暴怒、抑郁、六淫、疫疠等作用于肝而致。临床上常表现出胁肋胀痛、胁下痞块、压之痛甚、舌质暗或有瘀斑、脉弦细等。其治疗就是要通过药物的作用尽快恢复肝主疏泄、喜条达的特性。《临证指南医案》云："治肝之法，无非治用治本。"即治疗肝病当以恢复肝的生理特性为要。治宜疏肝解郁、理气通络，以尊"木郁达之"之旨，但肝为刚脏，喜柔润而恶辛燥，在用药时，许鑫梅教授根据叶天士"肝为刚脏，非柔润不能调和"（《临证指南医案》）的思想，特别强调重在"舒"肝，忌燥求润。疏肝理气药多辛散香燥，若用量过大，或使用过久，或配伍不当，易耗气伤血，不利肝体，亦削肝用，甚至化火动风，加剧病情。因此，主张治疗慢性肝病时，要注意肝脏的生理特性，尽量体用兼顾，解肝郁而不耗气伤血，使肝气条达、疏泄有权，既助气血运行，又助脾胃运化。

4. 重用活血化瘀

慢性肝病肝纤维化的发生，常因情志不舒，肝气郁结，或因酒食不节，痰湿内生，或因感受湿热、寒湿、疫疠、虫毒等，邪去未尽，留着肝体，致使肝郁脾虚、气滞血瘀、痰瘀凝结、壅塞肝络，形成痞块，临床见胁痛，或胁下痞满而痛，触之有块，面色晦暗，舌质暗或有瘀斑等。至于肝纤维化进一步发展，出现胁痛、肝脾肿大、黄疸、蛛纹赤掌、面色晦黯黝黑、舌质紫黯或见瘀点瘀斑等，无一不与瘀血有关，所以，瘀血亦是肝纤维化的基本病机之一，并贯穿于肝纤维化发生发展的整个过程。因此，活血化瘀在治疗抗肝纤维化及肝硬化过程中有着重要意义。《临证指南医案》云："初病在气，久病必入血，以经脉主气，络脉主血故也。"《医学发明》云："血者，皆肝之所主，恶血必归于肝，不问何经之伤，必留胁下，善主血故也。"治宜活血化瘀、疏通经络，该法符合《内经》"客者除之"、"结者散之"、"留者攻之"的治疗原则。治疗上，行气活血、化瘀通络是许鑫梅教授治疗该病的基本方法之一。调和气血，使气血运行通畅，不仅可使肝脏失却所养的状态得以缓解，也可使药力顺利到达病所，充分发挥疗效。许鑫梅教授常选用桃仁、红花、当归、川芎、丹参活血化瘀，同时蕴含祛瘀生新之意。当然，活血化瘀的方法很多，对肝纤维化的治疗当针对其病机而选用。对血瘀兼有气虚者，当益气活血，许鑫梅教授在方中配伍人参、黄芪即有此意；血瘀兼有气滞者，应行气活血，常配伍柴胡、枳壳、香附、延胡索等；对血瘀兼有湿热者，当清热利湿活血，常配伍茵陈、石韦、栀子等；血虚血瘀者，当养血活血，常配伍当归、丹参、熟地等。此外，血瘀兼有阴虚者，当滋阴活血；血瘀兼寒滞者，当温经活血，常选用桂枝、干姜、附子、高良姜等；血瘀兼血热者，当凉血活血；血瘀兼症积者，当活血软坚。方法虽多，但要遵循"方从法出，法随证立"的原则。

5. 不忘软坚散结

肝纤维化迁延日久，正气日衰，气血运行不畅，寒热痰湿之邪与气血相搏，聚而成形，结于胁下，一般有病势较缓、病程较长、虚实间杂的特点。对肝纤维化胁下痞块已成，且质地较硬者，仅用活血化瘀之品难以奏效，当在活血化瘀的同时配伍软坚散结之品，依据"坚者削之"、"结者散之"的原则，治宜渐消缓散。所以，许鑫梅教授在抗肝纤维化方剂中多配伍以软坚散结类药物，常配以醋炙鳖甲，用量宜大，取其软坚散结、消症化积、对症瘕痞块的软缩有一定的作用，古人喜用此药治疗胸胁积聚作痛，或久疟、疟母等证。其他如生鸡内金、生牡蛎、昆布、三棱、莪术、虫介类等亦可适当选用。少用或不用虫类软坚逐瘀，主要出于以下两方面的考虑：一是此类药攻逐之力强，有破血伤正之虞；二是当今的自然环境不同于昔日，有些品种或已经灭绝，或极少见而为珍稀物种，或人工饲养其作用远不如前，如穿山甲之类，已列入国家法律保护之列，不可轻易使用。

6. 清除湿热余邪

肝纤维化的发生多因各种肝病在急性期治疗不彻底，或在恢复期调养失宜，以致湿热之邪未能彻底清除，余邪留恋，蓄积于肝胆脾胃，即残毒余热未尽；或肝病日久，复感于邪；或脏腑功能失调，肝郁脾虚，肝木横逆犯脾，脾胃运化失职，痰湿内生，蕴久化热。所以，在肝纤维化发展过程中，往往也表现出湿热的病理变化，出现口苦心烦、溲黄便秘或溏滞不爽，并可出现黄疸，且湿热之邪缠绵难解，有阻碍气机运行的特点，湿热蕴久，炼液为痰，导致痰热瘀血互结的病理结果，这也是肝纤维化病症胶结难解的主要原因之一。临证时，常适当配伍清热利湿化痰之品，如石韦、茵陈、栀子、黄连、龙胆草、贝母等，以清热利湿化痰，一是清除余邪，二是有利于气机的运行，三是促进痞块的软缩。

7. 养正顾护脾胃

病邪久留，邪恋正伤，正不胜邪亦是本病病机的一个方面，因此，治疗中攻邪勿忘扶正。《卫生宝鉴·养正积自除》曰："洁古老人有云：养正积自除。……令真气实，胃气强，积自消矣。"《内经》云："大积大聚，衰其大半而止。满实中有积气，大毒之剂尚不可速，况虚中有积者乎？此亦治积一端也。邪正虚实，宜精审焉。"治疗上，针对肝纤维化存在正虚的病理特点，以扶正祛邪作为治疗大法之一。这一原则符合《卫生宝鉴》和《玉机微义》中均强调养正除积的思想，通过扶正，令真气实，胃气强、营卫充盛，而积自除。程钟龄亦善治疗症积，贵在善于用药，他强调："若积聚日久，法从中治，须以补泻相兼为用，若块消及半，便从末治，即住攻击之药，但和中养胃，导达经脉，俾荣卫流通而块自消矣。""虚人患积者，必先补其虚，理其脾，增其饮食，然后用药攻其积，斯为善，此先补后攻之法也。"在遣药组方时，常选用人参、白术、茯苓等。一是益气健脾，扶助正气，以治病本；二是俾脾气实，防"土虚木贼"；三是防配伍中寒、燥、虫介之品碍胃伤脾。从而确保脾胃的受纳与运化，使水谷精微得以输布，化为气血津液，成为扶正达邪的物质基础。如出现气血双亏，在配伍人参、白术、茯苓的同时，再配以当归、熟地等，质柔润养对血虚之证有补血之功，并有补气养血、祛瘀生新之妙；脾肾阳虚则配以附子、肉桂、干姜、仙灵脾、菟丝子、补骨脂等温补脾肾、补火助阳。扶正方法甚多，但要抓住其症结所在，分清虚在何脏何腑，虚在气血阴阳哪一环节，然后立法遣药，方可做到有的放矢。许鑫梅教授强调实脾的重要意义，主要是基于脾的生理功能的特殊性，因健运脾胃可以培土开源、充养先天、顾护后天，有固本祛邪、防病传变之妙。

8. 注重生活调适，避免不良因素影响

慢性肝炎、肝纤维化多由乙肝病毒（HBV）感染引起，但酒精、饮食、药物等也是导致肝脏损害的重要因素。许鑫梅教授在积极治疗的同时很注重合理安排患者的饮食起居及心理调节。患者饮食宜高蛋白、清淡，避免过度精神紧张等不良刺激，避免各种药物对肝脏的损害，劳役适度，并特别嘱咐患者避免食用含色素等对肝脏有影响的食物，避免去新装修的地方等，在治疗本病的同时常配合维生素 C 及复合维生素 B 等，有利于病情康复。

三、肝硬化腹水

肝硬化腹水为肝硬化失代偿期范畴中的通俗病名，多由慢性肝炎、慢性酒精中毒等发展而来，我国是慢性肝炎的高发区，在流行病学及临床医学上，肝硬化一直受到各医家的高度关注。现代医学治疗肝硬化腹水的方法主要有：①一般治疗：控制水、钠盐的摄入。②药物治疗：利尿类及提高血浆胶体渗透压类；排放腹腔积液。③介入治疗：经颈静脉肝内门体分流术、肝移植等。这些治疗方法多以症状治疗为主，在治疗效果、改善生活质量方面各有千秋，但总体疗效尚不理想。

肝硬化腹水归属于中医臌胀、蜘蛛臌、水臌、石水、肝水等相类病证中，首见于《内经》，《灵枢·水胀》将其描述为"腹胀，身皆大，大与肤胀等也。色苍黄，腹筋起，此其候也。"为祖国医学四大难治之症之一。

臌胀的病机主要为肝、脾、肾功能彼此失调，气滞、血瘀、水停腹中，本虚标实，虚实交错。明代喻嘉言认为，癥、积块日久可转为臌胀，其病机不外乎气血水淤积腹内，在其《医门法律·胀病论》中指出："胀病亦不外水裹、气结、血凝……"。许鑫梅教授综合多年实践经验，对臌胀的病机有独到认识，她认为臌胀之病以气机郁滞为先，尤以肝气郁结为多。肝失疏泄、气机升降失常是臌胀的基本病机，在病变发展过程中当始终不忘疏肝理气之法；同时强调情志在臌胀发病和促进病情发展中的重要作用。情志是脏腑气血盛衰表现于外的象征，反映了机体对自然、社会环境变化的适应调节能力，情志致病就是通过对内脏气血的

影响，并且突出体现在对脏腑气机的调节上，情志和调则五脏安和、气血调畅、疾病不起；瘀血内著是肝硬化腹水的基本病理变化而贯穿全程。临床除腹大有水外，常伴有胁下痞块、腹部青筋暴露、黄疸、朱纹赤掌、面色晦暗黝黑、舌质紫暗或见瘀点瘀斑等，无一不与瘀血有关。"气为血帅"，血液的运行有赖于肝气的疏泄调达、脾气的统摄运化。"血为气母"，瘀血阻滞更加重气滞，影响气机失调。因此活血化瘀是治疗肝硬化腹水的常用方法，但要配合应用疏肝理气、健脾益气等功效的药物，方能收到事倍功半的效果。由于地区气候原因，许鑫梅教授认为长期居住在岭南之地的肝硬化腹水患者多兼有湿热，在治疗过程中需加以清热利湿之品。

在肝硬化腹水的治疗上总以攻补兼施为治则。明代李延在其《医学入门·鼓胀》中指出："治胀必补中行湿兼以消积，更断盐酱、音乐、妄想，不贵速效，乃可万全。"许鑫梅教授综合历代医家经验，在多年临床实践中提出自己的看法：患病早期，患者体质较强，耐受攻伐，治疗上当以攻为主、以补为辅；临床上疏肝健脾、化瘀通络治其本，利水消胀治其标，以扶正为常法，逐水为权变，特别强调重在"疏"肝，忌燥求润，尽量体用兼顾，解肝郁而不耗气伤血，使肝气条达、疏泄有权，既助气血运行，又助脾胃运化，同时结合岭南地区实际情况，又常加用清热利湿之品。当疾病发展到晚期，肾气渐衰，肝脾功能失调，三脏俱损，此时当攻补兼施，以补为主，临床上宜疏利气机与理脾补肾相兼，特别是腹水消退后当扶正固本、健脾补肾，此时亦勿忘调肝理气；并强调食盐有凝涩助水之弊，故肝硬化腹水患者应采用低盐饮食。同时，许鑫梅教授十分重视患者情志对疾病的影响，重视与患者的交流，把调畅情志贯穿于治疗的始终，无论在病床前还是门诊室，都和蔼诚恳地与患者交流，耐心倾听，根据患者的实际情况解除其忧虑，劝说患者安心静养，以助疾病恢复。

1. 清热利湿，分清主次

肝硬化腹水的病因有内因、外因两方面。内因主要是七情所伤，外因为六淫之邪与饮食不节，六淫之邪首责外感湿热，由表入里，郁而不达，内阻中焦，湿热交蒸肝胆，不能泄越。若嗜辛辣或肥甘厚味之品，每能损伤脾胃，致使运化功能失职，湿浊内生；情志所伤，或致血瘀，或横犯脾胃，水湿停留，湿邪郁久皆能化热。许鑫梅教授认为，湿热蕴结不仅仅是肝硬化腹水的始动因素，且贯穿于肝硬化的全过程，涉及各种类型和多种症状。故《格致余论》有："湿热相生，遂成胀满，经曰臌胀是也。"湿热所犯首在脾胃，继则熏蒸肝胆，终身气机受阻。血行不畅，水不得泄而成鼓胀。由于湿与热主次消长变化，临床必须分清热偏重、湿偏重、湿热并重三种情况，一般而言，辨别湿与热的轻重，以患者黄疸色泽、症状、体征、舌象、脉象等为依据，避免以偏概全。

热重于湿者，腹部胀大撑急，压痛明显，伴有发热，口干欲饮，腹痛，大便干结，尿少，舌苔黄厚少津，脉弦滑而数；湿重于热者，腹胀不甚，口渴而不欲饮，大便溏烂不爽，苔腻微黄，脉滑；湿热并重者，腹部胀大，胸闷，烦躁，困倦，舌苔黄腻，脉滑数。治疗原则为清热祛湿，清热与祛湿必须兼顾。湿去则热孤，热清则湿化，针对湿与热的主次和动态转化选方用药。热重于湿者，用茵陈蒿汤合黄连解毒汤；湿重于热者，用胃苓汤合温胆汤；湿热并重者，用甘露消毒丹。常用药物有：茵陈、栀子、黄柏、黄芩、田基黄、鸡骨草、蒲公英、苦参、郁金、虎杖等。热重加大黄、黄连、龙胆草等；湿重阻遏卫表，症见发热恶寒、胸闷、周身酸楚，加藿香、佩兰；湿阻中焦恶心呕吐、纳差、口中黏腻，加厚朴、法半夏、陈皮、白豆蔻等；湿阻下焦，小便短涩不利，加猪苓、泽泻、通草、车前草等。许鑫梅教授运用清热利湿法时注意顾护胃气，病势得到控制后即减轻药量。

2. 活血化瘀，贯穿始终

六淫、饮食、七情伤及人体，病久邪去未尽，致使气血行动不畅，临床出现胁痛，或胁下痞满、面色晦暗、蛛纹赤掌、肝脾肿大、舌质紫暗或有瘀斑，无一不与瘀血有关，腹水亦与血瘀有密切关系，肝主藏血，肝硬化腹水虽病在水而源在血，即"血不利而为水"。因此，活血化瘀法在肝硬化腹水治疗过程中具有重要意义。《临证指南医案》云："初病在气，久病必入血，以经脉主气，络脉主血故也。"《医学发明》亦云："血者，皆肝之所主，恶血必归于肝，不问何经之伤，必留胁下，善主血故也。"运用活血化瘀、疏通经络之法符合《内经》"客者除之"、"结者散之"、"留者攻之"的治疗原则。活血化瘀使气血运行通畅，不仅使肝脏失养的状态得到缓解，也可使药力顺利到达病所，充分发挥疗效。许鑫梅教授常选用泽兰、益母草、丹参、赤芍、三七、川芎、桃仁等药物，对于水蛭、虻虫等破血之品则常常弃而不用。许鑫梅教授认为，若妄用攻伐破血之剂，非但腹水不能消、痞块不能去，反而会造成肝硬化腹水大出血等变证，应谨慎使用。

活血化瘀的方法很多，在具体临床实践中，许鑫梅教授常常根据肝硬化腹水的具体病机兼夹不同选用。对瘀血兼有气虚者，常在方中配伍人参、黄芪；瘀血兼有气滞者，应行气活血，常配伍柴胡、枳壳、木香等；瘀血兼有湿热者，治以清热活血化瘀，常配伍茵陈、虎杖、赤芍等；血虚血瘀者，当养血活血，常配伍丹参、鸡血藤等；瘀血兼有阴虚者，当配伍北沙参、生地黄。

3. 行气利水，顾护阴液

肝为刚脏，以气为用。气为血之帅，凡饮食之精微，转化之糟粕均依赖气之输布，非气不能排泄人体糟粕。肝失疏泄条达而脏腑气机不利导致气、血、水瘀积腹中，是肝硬化腹水形成的基本病机之一，从发展过程来讲，先是"气滞"，随之"血瘀"，终则"水蓄"。从治疗角度讲，调畅气机是化瘀与利水的前提，故《临证指南医案》云："治肝之法，无非治用治本"。但行气单纯着眼于肝脾是不够的，必须从上、中、下三焦同时着手。

值得注意的是，肝脏喜润而恶燥，"肝为刚脏，非柔润不能调和"（《临证指南医案》），疏肝理气药若用量过大，或使用时间过长，或配伍不当，容易耗伤阴液，不利肝体，亦削肝用，甚至化火动风，加剧病情。因此，主张尽量体用兼顾，疏肝行气而不耗伤气血，使肝气调达，疏泄有权，既助气血运行，又助脾胃运化。常选用厚朴、枳实（枳壳）、木香、大腹皮、陈皮、青皮、郁金等。

腹水是水湿、津液渗漏于腹腔形成的，临床上患者除有腹胀大、尿少等症状外，还常见口干、心烦、小便短赤、舌红少津、脉细等阴虚表现。这是由于水湿、津液大量渗漏到腹腔后，津液不能输布而停留于中下焦，不能上承的征象。在使用行气、利水药物时，必须注意顾护阴液，"衰其大半而止"，防止因阴液过度亏耗而造成肝风内动。必要时利水与养阴药物同用，适当加用石斛、山药、玄参、北沙参等养阴而不呆滞的药物。

4. 健脾益气，治其根本

脾气亏虚是本病的内在病理基础，而六淫、饮食、情志病因作用于不同人，有的发病，有的不发病、究其原因就在于脾气是否旺盛。正如《脾胃论》所云："元气之充足，皆由脾胃之气未伤，而后能滋养元气。若脾胃之本弱……则脾胃之气既伤，而元气亦不能充，而诸病之所由生也。"肝为将军之官，若"肝病贼五脏"，也每以脾土为先，即"见肝之病，知肝传脾。"证之临床，肝硬化腹水患者均有脾胃症状，如纳差、恶心、呕吐、四肢乏力、脘腹胀满、腹泻肠鸣等。许鑫梅教授认为，清利、活血、行气、利水均为治标之法，而健脾益气、培土制水方是治本之法，常常在上述治法之中加入数味健脾药物，如白术、茯苓、党参、薏苡仁等，其中尤以白术最为常用。清代《本经逢源》云："盖白术得中官冲和之气，补脾胃药以之为君，脾土旺则清气升而精微上，浊气降而糟粕输。"治疗中常根据大便情况调整白术用量，大便溏烂者用10～20克，大便排出乏力者用40～60克，并加饴糖30克冲服。舌苔粘腻，偏湿邪者，用炙白术；舌红少苔，偏阴虚者，用生白术；舌淡边有齿痕，偏脾虚者，用炒白术。

5. 重视调理，情志为先

肝硬化腹水患者的调理以调畅情志为第一要务，要使患者完全解除思想包袱，充分理解、配合医生的工作。首先医生语言要和蔼，态度要诚恳，能够耐心倾听患者的述说，了解患者的情况，理解患者的苦衷，取得患者的信赖；并根据患者的具体情况，有的放矢地指导生活起居，增强患者战胜疾病的信心。饮食因素直接作用于肝胆影响病情，依据证型不同采取相应的饮食调护措施，以少食多餐为原则，加工方法以蒸、烧、煮、炖为主，食物要新鲜、富有营养、松软而容易消化。脾虚明显者，用饴糖每天冲服；阴虚者，用石斛泡水饮；湿重者，可用芡实、白术煮汤。

【验案举例】

患者李××，男，48岁，农民，5月10日入院，住院号135563。患者患有慢性乙型肝炎20多年，未系统检查，入院1周前无明显诱因下出现腹胀大，纳差，口干欲饮，神疲乏力，尿少，大便烂、每天2～3次，无发热及腹痛。查体：慢性肝病面容，胸壁见蜘蛛痣，腹部膨隆，脐突出，腹壁静脉显露，肝脾触诊欠满意，肝脾区叩击痛（＋），腹部移动性浊音（＋），肝掌（＋），双下肢重度水肿，舌质淡暗有瘀斑、苔黄腻，脉滑。实验室检查：血白细胞计数（WBC）3.8×10^9/升，血小板计数（BPC）80.1×10^9/升，谷丙转氨酶（ALT）1266.92纳摩/升，谷草转氨酶（AST）1533.64纳摩/升，TBil 31.6微摩/升，Alb 26.6 g/L，A/G 0.92，HBsAg（＋），HBeAg（＋），HBcAB（＋）。B超示：肝硬化，脾肿大，大量腹水。

中医诊断：臌胀（脾虚血瘀，兼夹湿热）。

西医诊断：乙肝后肝硬化腹水。

治则：治宜健脾益气，兼以活血化瘀，清利湿热。

处方：陈皮、甘草各6克，茯苓12克，三七9克，木香10克（后下），薏苡仁30克，白术、泽泻、丹参、大腹皮、猪苓各15克，益母草、党参、赤芍各20克。水煎服，每天1剂。并嘱患者低盐饮食，以芡实、白术煲瘦肉或鱼汤，服5剂后，小便量渐多，腹胀及水肿减轻。继服7剂，诸症渐轻，又以上方加减调治1月余，双下肢水肿消失，腹部移动性浊音（－），复查肝功能正常，出院后门诊调理。

肠病

一、腹泻

正常人每日排便1次，重量为150～200克，含水分60%～85%。少数人每2～3日排便1次或每日排便2～3次，但粪便成形，亦属正常。腹泻指排便次数明显超过平日习惯的频率，粪质稀薄，水分增加，常伴有排便急迫感及腹部不适或失禁等症状。临床上常以每日大便重量超过200克作为腹泻的客观指标。腹泻按病程分为急性和慢性两类，急性腹泻发病急，病程在2～3周之内，极少超过6～8周；慢性腹泻病程至少在4周以上，常超过6～8周，或间歇期在2～4周内复发性腹泻。慢性腹泻起病缓慢，病程较长，易反复发作。若大便中夹有黏液，便后仍有不爽感，多考虑为慢性结肠炎；若因进食鱼虾、牛奶、冷冻品等食物，致腹中肠鸣如雷响，泻下水样便，多为过敏性肠炎；若大便时秘时烂，夹有黏液脓血，伴腹痛、消瘦乏力者，应及早往消化专科就诊，做肠镜等检查，以明确是否患结肠癌。

中医称腹泻为泄泻，多由脾胃运化功能失职，湿邪内盛所致。泄者，泄漏之意，大便稀溏，时作时止，病势较缓；泻者，倾泻之意，大便如水倾注而直下，病势较急。《素问·阴阳应象大论》曰："春伤于风，夏生飧泄。""清气在下，则生飧泄。""湿胜则濡泄。"《素问·举痛论》指出："寒邪客于小肠，小肠不得成聚，故后泄腹痛矣。"《素问·至真要大论》曰："暴注下迫，皆属于热。""澄澈清冷，皆属于寒。"《灵枢·师传》曰："胃中寒，则腹胀，肠中寒，则肠鸣飧泄，胃中寒，肠中热，则胀而且泄。"《素问·太阴阳明论》："饮食不节，起居不时者，阴受之，……阴受之则入五脏，……入五脏则䐜满闭塞，下为飧泄。"以上均说明风、寒、湿、热皆能引起泄泻，且还与饮食、起居有关。在治疗方面，《医宗必读·泄泻》在总结前人治泻经验基础上提出了治泻九法，即淡渗、升提、清凉、疏利、甘缓、酸收、燥脾、温肾、固涩。由于泄泻的基本病机为脾虚湿胜，故治疗原则为运脾化湿。然而，临床上许鑫梅教授认为应灵活运用本法，因对慢性腹泻来讲，标本是互为因果的，如脾虚不能运化水湿，可致湿盛，而湿盛则妨碍了脾脏的运化功能，也可形成脾虚。扶正则有助于脾运复其常度；祛其邪则湿去气行，脏腑功能渐趋调和，同样有利于运化功能的恢复。因此，如果患者素体健壮、标证很盛、本虚不甚，首先可着重去邪治标，兼顾本虚，当以化湿为主，常以平胃散加减。在轻证中，腹泻病机主要为脾虚湿滞。从临床表现来看，虽有多种证型，但从病位来说，总与脾虚有关。从病邪来说无不有湿，盖脾为阴土，喜燥而恶湿，其气宜升，升则脾气健运。故湿甚可致脾虚，而脾虚亦能生湿，二者均可使脾气不升而形成泄泻，但治疗上应有主次区分。若湿胜脾虚，若脾虚生湿当以健脾为主，适当配以化湿药。此后根据夹热、夹滞、夹郁的不同适当寓清、寓消、寓和之法参与处方当中。对于脾虚泄泻日久，脾病及肾，肾阳不足，命门火衰，以致脾肾阳虚者，在治疗上许鑫梅教授常以健脾胃、温肾阳、收敛为主，兼顾阴液，慎用刚燥，缓而取效，常以四君子汤加四神丸佐以乌梅、石斛等生津之品。分述如下：

1. 寒湿腹泻

多与进食生冷或腹部受凉有关，发作时见腹痛肠鸣，大便次数增多，质稀烂，口淡不渴，舌苔白腻，脉缓。治宜燥湿化浊，淡渗分利，方用胃苓汤加减，基本方药为：苍术10克，厚朴10克，陈皮6克，茯苓15克，猪苓15克，泽泻15克，炙甘草6克，藿香10克。

2. 湿热腹泻

多发于春夏季，或误食不洁食物，或过食肥腻、过量进食等，症见大便如水样，或泻下不爽，粪便黏腻腥臭，肛门有灼热感，伴腹痛、烦热口渴、尿黄等，苔黄腻，脉濡数。治宜清热利湿止泻，方用葛根芩连汤加减：葛根30克，黄芩12克，黄连10克，茯苓15克，车前子12克（包煎），晚蚕沙15克，木香10克（后下），凤尾草30克。

3. 肝气乘脾腹泻

多因情绪不宁、精神紧张致肝气郁结，横逆犯脾，症见平时胸胁胀闷、嗳气食少，每因情绪不好而发生腹部隐痛、便次增多、排出不畅、苔薄白、脉弦。治宜疏肝理气、健脾止泻，方用痛泻要方加味：陈皮6克，防风10克，白芍15克，白术15克，党参15克，柴胡6克，枳壳10克，甘草6克。

4. 脾虚腹泻

多见于平日身体较差，或病后脾胃虚弱，每日饮食不慎，或劳倦过度，都会引起腹中冷痛、便次增多、粪质稀烂，伴面色萎黄、神疲乏力、腰膝酸软等，舌质淡胖脉沉细，重按无力，治宜温中健脾止泻，方用理中丸加味：党参20克，白术15克，干姜10克，肉豆蔻10克，补骨脂12克，淮山药15克，诃子10克，炙甘草10克。

对于慢性腹泻的治疗，在辨证用药基础上，适当加些利小便的药物，如茯苓、泽泻、车前草、猪苓等，可以加强止泻效果。久泻不愈无明显腹痛者，可适当用一些收敛药，如诃子、赤石脂、番石榴叶、五味子等。同时适当注意饮食调理，不要进食油腻和难消化的食物，宜吃白粥、软饭、鱼类、瘦肉等，饮食不可过量，要注意饮食卫生，忌吃可引起腹泻的食物。

二、便秘

便秘，一般指慢性便秘，主要是指粪便干结、排便困难或不尽感，以及在不用通便药时完全排空粪便次数明显减少等。上述症状若同时存在2种以上时，可诊断为症状性便秘。通常以排便频率减少为主，一般2～3天或更长时间排便一次（或每周少于3次）即为便秘。

便秘病因不外热、冷、实、虚4个方面，胃肠积热者发为热秘，阴寒积滞者发为冷秘，气机郁滞者发为实秘，气血不足者发为虚秘。便秘病位主要在大肠，病机为大肠传导功能失常，与肺、脾、肾关系密切。如肺与大肠相表里，肺气通降不但使呼吸道保持洁净，也能助脾胃运化下行，使糟粕顺利从大肠排出。当人感受外邪，或者各种原因致寒、热、痰邪闭肺，致肺失通降而发生大便干结，排出艰难。治宜滋养阴液、润肺通便，可选用以下药物：玄参15克，生地15克，麦冬30克，厚朴10克，北杏仁10克，蒲公英30克，紫菀15克。如咽痛、大便坚硬者加牛蒡子10克、射干10克、木蝴蝶10克；咳嗽者加莱菔子15克、瓜蒌仁15克；腹胀积滞者加枳实15克、代赭石15克、鸡内金10克。肺脾气虚致脾胃输布、下行功能失调，患者表现为大便不干坚，但排便次数减少，排出不畅并觉体倦乏力等，治宜健脾补气、润肠通便，可选用以下药物：党参15克，白术30克，茯苓15克，枳实15克，陈皮5克，肉苁蓉20克，何首乌20克，当归10克。

1. 虚实论治

许鑫梅教授治疗便秘主要分实秘与虚秘论治，如张洁古所云："实秘者，秘物也，虚秘者，秘气也。"统之或由中气不足，推运无力而秘；或由胃失和降，腑气不通而秘；或由津伤血耗，肠燥失润而秘；或由热伤湿阻，食积气滞而秘，不一而足。治以健脾助运和滋胃润肠为主，现分述如下：

（1）健脾助运，以气为枢。

许鑫梅教授临证注重调理脾胃功能，认为脾胃虚弱，运化无力，清气不升，浊气不降，便秘遂生。是故见有大便秘而滞涩不畅、便质软烂，甚至虽数天不解便却不觉其苦者，必以健脾助运为首要治则，方选四君子汤合枳术丸，方中重用白术达30克以上，配枳实10～12克为治。许鑫梅教授认为，白术小其制则健脾燥湿止泻，大其制则滋脾液健脾运，配合少量枳实则补中行滞、健脾助运之功大增，使脾气得复，津液自生，秘结随下。

脾胃升降气机，依赖脾升胃降协调。胃失和降，见嗳气泛酸腹胀等症者，必须用行气降气之品以助降，多选赭石、柿蒂降肝胃之气，甚则以厚朴、甘松之属行肠腑之滞。张锡纯在论代赭石的功用时说："其质重坠，又善镇逆气，降痰涎，止呕吐通燥结，……性甚和平，虽降逆气而不伤正气，通燥结而毫无开破。"适合既有中气之虚又有燥结之闭塞的症情。取其重坠降逆而平和之性，导胃腑之积滞下行。若见腹胀不耐、矢气不通，乃肠腑气机不运、滞结不通，厚朴、枳实、木香等下气开通之药也可斟酌用之。人体脏腑相关，互相制化，成为一个整体。脾胃居于中焦，行上下升降斡旋之机，但其升有赖于肝胆，所谓"胆气春升，余脏从之，胆气不升则飧泄，不一而起矣"（《脾胃论·脾胃虚实传变论》）。实则肝胆之气不但致"飧泄"，也可致"便秘腹胀"诸症，即"不一而起"。无独有偶，《医方集解》在评有轻扬升提作用的升麻时论："有病大小便秘者，用通利罔效，重用升麻而反通。"说明在补益中气的同时适当助肝胆之升，当有事半功倍之效。故临床上遇到一些顽固性便秘者，补中益气汤也可奏功。另有一类兼有外感热证的患者，许鑫梅教授亦习用小柴胡汤调阴阳，和枢机，从和解少阳枢机着手，复其表里升降，使津液复还肠道，便秘得下，此不治秘而秘自通也。另一方面，肺主治节，在脾胃升降出入的调节中也起着宣肃条畅的作用。对一些老年性便秘患者，许鑫梅教授亦善用1～2味宣降肺气之品，如紫菀、苦杏仁、枇杷叶等起启上开下的作用。总之，对虚性便秘，许鑫梅教授重在调理脾胃功能，以健脾益气为本，着眼于疏调中焦气机，并巧用五脏生克制化的关系，升肝降肺使气机得复，便秘自通。

（2）滋胃润肠，补泻相宜。

对于实邪内闭的"实秘"者，许鑫梅教授也倾向于不主张用猛力攻下之品，仍强调辨证施治的重要性。例如，遇食积者予消食下气之药，如莱菔子、厚朴、枳实之类；湿滞者则用茵陈、佩兰、藿香或藿朴夏苓汤、温胆汤之属以化之。实际上虽然大多数习惯性便秘的患者具有积热内聚的病机，但均不同于外感证那种单纯的阳明腑热证，都存在程度不等的热灼阴伤的潜在病机。李东垣在《兰室秘藏·大便燥结门》中说："肾主五液，津液润则大便如常，若饥饱失常，劳役过度，损伤胃气，及食辛热味厚之物，而助火邪，伏于血中，耗散真阴，津液亏少，故大便燥结。"许鑫梅教授也非常重视滋阴养血润燥之法在便秘治疗中的应用，见有舌红质干乏津者，即使舌面苔厚浊粗糙，只要患者口苦咽干明显者，均予以润燥养阴滋肠之品，多取增液汤合二陈汤，对津伤血燥者也可加用何首乌或夜交藤。治疗上取增液汤滋润养阴，使肠道津液有源，燥结得润，更以二陈汤辛开苦降、化痰燥湿之平剂来佐制其滋腻之性，使其滋而不腻，更无闭门留寇之弊。在临床上即使遇到真正实热内盛的病例，亦当分别轻重缓急。轻者予黄芩、蒲公英及行气下气之属，黄芩、蒲公英均属苦寒之品，可清泻肺胃之火，从而间接清其大肠燥热，故无峻下猛烈之忧；重者乃予增液承气汤，体质差者也可配太子参顾护中气为先，这样既清热通便又不伤及正气，达到标本兼治的目的。总之，对于偏实性的便秘，许鑫梅教授也多从"润"字上着眼，寓泻于润之中，补泻相兼，相辅相成。

广州地处岭南腹地、珠江三角洲的中心地带，常年气候炎热、多湿多雨，民众以脾虚湿滞或阴虚内热体质者为多见，是故许鑫梅教授在治疗上也多注重这种潜在病理的调治。

2. 通腑调理

胃、小肠、大肠同属于腑，由于六腑传化水谷，需要不断地受纳消化、传导和排泄，虚实更迭，宜通而不宜滞，故前人谓之"六腑以通为用"，并有"六腑以通为补"之说。慢性胃炎、胃、十二指肠溃疡等胃疾，临床表现除上腹部疼痛、饱胀不适、嗳气吐酸等症外，大多数患者还兼有大便不正常的表现，或大便稀溏，一日数行，或大便干结，3～4日一行，或大便虽烂而不爽快，欲便不得，频频登厕，量少不畅，此因胃肠实热，或因肝脾气滞、升降失调，或肺脾气虚，或血虚阴亏等均可致大肠传导功能紊乱。胃肠均属腑，腑病宜通，故治疗胃肠疾患尤应重视通腑而调理脾胃，归纳治法有如下几点：

(1) 苦寒攻下，泄热通便。

本法适用于溃疡病或慢性胃炎的活动期。炎症明显时，因肝郁日久化热化火而致，临床常有胃肠实热的表现：大便干结，数日不解，胃脘饱胀疼痛，胃纳差，舌红、苔黄。此时，治疗宜清肝泄热通腑，药用黄芩、蒲公英、大黄、木贼、法半夏、柴胡等，其中大黄既可泄热，又能通便，荡涤胃肠，使胃气下行。大便通畅，则腑通热自去，胃脘胀痛即减。

【验案举例】

患者朱××，男，20岁，胃脘胀满不适反复发作4～5年，近1周症状加剧。自觉胃脘饱胀，嗳气频频，胃纳差，大便干结难解，2～3日一行，舌红、苔中焦黄边腻，脉弦。9月胃镜示：慢性浅表性胃炎、慢性十二指肠球炎。辨证属肝郁化火，热结胃肠，治疗宜清肝泄热，理气通腑为先，拟方如下：黄芩、法半夏、大黄（后下）、木香（后下）、川厚朴各10克，蒲公英30克，郁金12克。水煎服，日一剂，连服三剂，大便通畅，腹胀减轻，黄腻苔渐退，即停用大黄，用疏肝清热、健脾和胃之品调理。

编者按：大黄性味苦寒，宜中病即止，以免苦寒伤胃。若患者年轻，体质强壮，胃镜下是炎症明显，停用大黄后，治疗以清热疏肝为主，若为老年或体虚患者，则以四君子汤为主。

(2) 脾气导滞，通畅大便。

胃痞常因情志不和，郁愤忧思，肝失疏泄调达之性，肝脾之气郁结而致。由于肝脾不和，气机闭塞，升降失调，致大肠传导功能紊乱，糟粕滞涩难下，症见后重窘迫，欲便不能，矢气较多，得矢气则腹胀减，伴嗳气频作。治疗可在辨证的基础上加用白术、枳实、大腹皮、厚朴、槟榔等苦泄辛散性温之品，既能消食导滞，和降胃肠之气，又能缓泻，通畅大便，且其味苦性温，对脾胃病患者尤为适用。

【验案举例】

患者郭××，女，52岁，患"慢性胃炎、胃下垂"已10年，每因疲劳或饮食不慎即出现胃脘部饱胀不适、嗳气。9月因出差旅途劳累、饮食无常，旧疾复作。同年12月全胃肠钡透提示：慢性胃炎，胃下垂，食道中段憩室，慢性阑尾炎。症状：胃脘胀满、嗳气多，纳减，大便烂，日3～4次，但排出乏力、不畅，舌淡红、苔白，脉细。此乃素体脾胃虚弱，复因劳累、饮食不慎损伤脾胃，气机阻滞，治宜健脾益气消痞，予四君子汤合枳术汤加减，处方：党参、茯苓各15克，白术、枳实各12克，法半夏、苏叶各10克，砂仁（后下）、炙甘草各6克，生姜3片。水煎服，日一剂，连续服药半个月，大便通调，胃痞减轻，胃纳增加，仍在门诊继续调理。

编者按：本例以四君子汤健脾益气治其本，加强苦泄辛散、疏肝理气之品以和降胃肠气机，从而达到急治其标的目的。枳术丸出自李东垣的《脾胃论》，原方药量枳实与白术比例为1∶2，主治痞证，消食强胃。取白术气味苦甘，健脾燥湿而益脾元，枳实苦温泻痞闷而消积滞，白术多枳实一倍，先补后消使药不峻，寓消于补中，消补兼施。现临床使用多改为水煎服，效同，且因枳实和白术两药性均缓和，可长期服用，故临床经常使用，尤其适用于脾胃本虚兼大便不畅之患者。另其比例应按脾虚与气滞情况而定，气滞为主，大便后重窘迫而不畅，矢气多，则枳实加重；脾虚为主，大便溏烂，则白术重用，一般可取1∶1。

（3）润肠通便。

胃疾日久，寒邪化热，或气郁化火，火热伤津，或年老体弱，阴血素亏均可造成阴虚血亏，津液枯竭，肠道无津血以养润而致大便艰难，伴有胃脘灼痛，或嘈杂不适、口干咽燥、消瘦乏力。此型常见于老年患者及慢性萎缩性胃炎患者，治疗宜复胃阴，润胃肠以通大便，可在养阴的基础上加用火麻仁、郁李仁、肉苁蓉等。

【验案举例】

患者郑××，男，64岁，反复发作胃脘部疼痛10余年，常因饮食不慎而诱发。3月胃镜示浅表糜烂性胃炎。主诉胃脘疼痛，口干不喜饮，纳呆乏力，大便溏而不畅，日3~4次。舌暗红有裂纹、苔白，脉涩。辨证为阴亏气滞血瘀，治以养阴润肠、活血行气。选用芍药甘草汤合丹参饮加减，处方：白芍、肉苁蓉各30克，丹参、玄参、麦冬各15克，降香、法半夏各10克，砂仁（后下）、甘草各6克，共七剂，水煎日一剂，药后大便顺，日一行，胃痛大减。前法奏效，继进七剂。此后改用益胃汤合丹参饮调理月余，胃痛消，胃纳好。

编者按：选用润肠通便之火麻仁、郁李仁、肉苁蓉等，老年患者多用肉苁蓉，取其既补肾阳、益精血，又能润肠通便，用量宜大，多用至30克。火麻仁与郁李仁虽均富含油脂，能润燥滑肠，但郁李仁性平、味辛苦，功效似火麻仁而强之，且其辛开苦降，因而尤适用于胃疾气滞之大便不通，正如《用药法象》云"专治大肠气滞，燥涩不通"，故常选用。火麻仁性味甘平，较适用于老人、产妇及身体弱者，因津枯血少所致的肠燥便秘。

（4）宣泄肺气，通调大便。

胃疾之治，总以调理气机为纲，在调气方面，疏肝气、降胃气是为常法，但另一方还应宣肺气。肺主一身之气，司肃降，且与大肠相表里，肺气不降则大肠推动无力，糟粕停留肠道而致大便难，症见大便量少、干结难下，数日一行或一日数行。便时汗出气短，便后疲乏无力，胃脘胀满不适。治疗则在辨证方药中加用紫菀、款冬花、桔梗之属以宣泄肺气，使大便通调，腑气得通，胃脘胀痛自减。

【验案举例】

患者罗××，男，18岁，上腹部胀痛半年，进食后尤甚，嗳气、矢气多，大便虽烂但排便不畅，便意频，日2~3次，便后常感气促汗出，肛门下坠感。舌淡胖、边有齿印、苔白，脉细弦。9月胃镜示：慢性浅表性胃炎，十二指肠球炎。辨证属脾虚气滞。治以健脾益气，疏肝和胃。方用补中益气汤加减，处方：党参、茯苓、黄芪各15克，白术、柿蒂各12克，柴胡、大腹皮各10克，砂仁

（后下）、升麻、炙甘草各6克。服上药数剂，虽胃胀痛减轻，但大便仍不畅。后在前法基础上加用紫菀，以宣肺气、畅腑气，连服两剂，即见大便通调，日一次，便后无气促汗出，胃胀痛亦减轻。继进七剂，疼痛腹胀基本缓解。

编者按：宣泄肺气，通调大便以调理胃疾，此即朱丹溪开上窍以通下窍之意。诚如唐宗海在《医经精义·脏腑之官》中所说："大肠所以能传导者，以其为肺之腑，肺气下达，故能传导。"因紫菀性质温润苦泄，临床常选用。

（5）益气温中通便。

久患胃疾，必致脾胃虚弱，脾虚中气下陷则大肠无力传导糟粕，遂致大便难，欲便不得，努责难下。此类患者常伴见神疲乏力，气短懒言，面色萎黄，形体消瘦等气虚不足之象，胃肠钡餐透视多提示有胃下垂或胃张力低。常治以益气温中，升清降浊，攻补兼施以达温下之效，多选用补中益气汤加枳实、大黄，在此大黄虽性味苦寒，但配伍甘温之品，可制其寒性而存其走泄之性，达温下通腑之功，大便通顺，则脘腹胀痛自减，枳实性味辛苦微寒，与大黄合用，共奏辛开苦泄，通降胃肠气机之效。据现代药理研究，枳实有双向调节作用，既能升提，又可通降，配伍得当，疗效甚佳。

【验案举例】

患者林××，男，61岁，胃脘胀满反复发作一年余。1月胃肠钡餐透视示：十二指肠球部溃疡，胃张力低。同年8月因上述症状加剧而就诊。主诉：胃脘胀满不适，进食后尤甚，少许胃痛，大便量少，时干时烂，排出乏力且不畅，日1～3次，伴神疲乏力，面色少华，形体消瘦，小便涩痛，初治以健脾益气为主，用补中益气汤为主方，辅以润肠通便、宣肺通便及顺气导滞通便诸法，上症改善不显著。患者年已花甲，临床表现以脾气虚弱为主，选用补中益气汤当属正确，为何无效？思及脾胃以升降功能为枢纽，患者虽已用升提之补中益气汤，但降浊之力不足，腑气不通，气机不畅，故在补中益气汤的基础上加用大黄、枳实，通降胃气，以升清降浊。处方：黄芪、党参、王不留行各15克，白术、当归12克，大黄（后下）、枳实、大腹皮各10克，柴胡6克，陈皮、甘草各5克。水煎日一剂，连服八剂，大便转顺，腹胀减轻。

编者按：本例为一老年患者，除胃痞外，还兼有小便涩痛，故加用王不留行辨证辨病相结合。选用补中益气汤加大黄、枳实，健脾气，并升清降浊，使脾气得升，胃气得降，胃升降气机达到新的平衡，从而恢复脾胃正常功能。同时，大黄还有祛瘀活血清热之力，能促进血液循环，也有利于通调大便，但大黄性味苦寒，不宜长期服用。

6. 体会

通腑作为调理胃疾的辅助疗法，在辨证的基础上若能妥当使用，常能起事半功倍之效。脾胃互为表里，胃主受纳，脾主运化，胃主降浊，脾主升清；脾气升，则水谷精微得以输布，胃气降，则水谷及其糟粕才得以下行，而胃的通降作用还包括小肠将食物残渣下输于大肠及大肠的转化糟粕的功能，故云"脾宜升则健，胃宜降则和"，胃疾患者因脾胃受损，运化失职，升降失调，气机失畅，使大肠传导功能紊乱，糟粕不下；而腑气不顺，又反过来影响胃的受纳、脾的运化，更加重气滞。故通腑调理胃疾，可以顺气机、调升降，使脾胃发挥正常的生理功能。

胃疾患者因临床表现常寒热兼夹，虚实错杂，故通腑五法可根据辨证适当选用一法或两法合用，如枳术汤与肉苁蓉合用，开肺气与润肠药兼顾等。但通腑毕竟是治标，且胃疾患者多以本虚（脾虚）为主，故临床应用中要谨防通腑太过而致脾胃更损，注意适可而止，转入治本为主。

便秘在临床上不算是个大病，但患便秘后影响消化功能，使患者产生不安情绪，以致不敢外出或远行，在治疗便秘时还需注意调节情志。人体正常的排便周期为12～48小时，有时时间会更长一点，若能顺利排出亦属正常。每日食谱中应包括300～400克（6～8两）米饭，一定量的鱼肉蛋和瓜果蔬菜，不可因某种原因偏食。提倡每日晨起喝300～500毫升温开水，做半小时运动，早餐要吃饱，如有矢气则应如厕，能较畅顺排出大便，养成良好的习惯。

三、慢性结肠炎

慢性结肠炎是一种以大肠为发病部位的慢性、反复性、多发性疾病。指直肠结肠因各种病因导致肠道的炎性水肿、充血，甚至溃疡、出血病变。症状一般为左下腹痛、腹泻、里急后重、时便下黏液、便秘或泄泻交替性发生、时好时坏，缠绵下断、反复发作。慢性结肠炎根据致病原因分为特异性（即有明显原因的结肠炎）和非特异性（即致病原因不明的结肠炎）。

经多年临床观察，许鑫梅教授认为广东地区由于地理环境、饮食习惯与北方不同，慢性结肠炎患者中溃疡性较少见，虽病情较轻，但易反复，久治难愈。通过大量病例的纤维结肠镜观察，明确了中医辨证五个分型辨病之间的关系，其辨证与病的关系大致为：脾虚气滞证大多属情绪型腹泻，有不少为肠易激综合征，表现为腹痛，左半结肠易出现一时性痉挛；脾虚湿滞证多为慢性复发型，不少为黏液性肠炎，以黏液便为主；湿热蕴结证以溃疡性结肠炎为多见，或结肠炎症较重，解黏液血便；阴虚热结证则以痉挛性结肠炎为多见，以大便干结、排出艰难、腹拘急疼痛为主。脾肾阳虚证多见于病程长、反复发作者。

1. 辨证

（1）脾虚湿滞。多为慢性复发型，不少为黏液性肠炎，以黏液便为主。表现为大便次数增多，溏烂便或黏液烂便，甚至以粘冻为主，伴有腹部轻微胀痛不适，患者面色萎黄，饮食减少，体倦乏力，舌淡、苔白腻，脉缓。治宜健脾渗湿，升清止泻，用七味白术散加减，常用药如党参、白术、茯苓、藿香、木香、葛根、黄连、火炭母、败酱草等。

（2）脾虚气滞。表现为腹部胀痛，尤以左下腹坠胀不适为甚，大便次数不一定增多，但排出不畅，或挟有黏液，矢气较多，多因情绪变化或紧张劳累而发作，脉弦细。治宜健脾理气、宽肠止痛，痛泻要方加味，常用如白术、白芍、防风、陈皮、党参、枳实、青皮、白花蛇舌草、甘草等。

（3）湿热壅盛。以溃疡性结肠炎多见，或结肠炎症状较重者。表现为大便次数频多，黏液脓血便或纯为血便，伴肛处灼痛，发热，烦渴，尿黄赤，舌质红、苔黄腻。治宜清热利湿、凉血止血，用白头翁汤加味，常用如白头翁、黄连、黄柏、秦皮、槐花、地榆、侧柏叶、木香等。

（4）阴虚热结。以痉挛性结肠炎多见。表现为大便间隔时间延长，粪质干坚难解，伴左下腹拘急疼痛，口干纳少，烦热消瘦，舌红少苔。治宜养阴清热、润肠通便，用增液承气汤合麻子仁丸加减，常用药如玄参、生地、麦冬、火麻仁、杏仁、白芍、厚朴、大黄、枳实等。

（5）脾肾阳虚。病程较长，反复难愈，表现为大便次数增多，粪质清稀或溏烂，腹部胀痛不明显，但食少乏力、形寒肢冷、腰膝酸软，全身情况较差，舌淡胖、苔薄白润，脉沉细重按无力。治宜温补脾肾、固涩止泻，用附子理中丸合四神丸加减，常用药如附子、干姜、白术、补骨脂、五味子、肉豆蔻、赤石脂等。

2. 治疗

治疗采取辨证论治外，尚结合疾病发展的不同阶段予以行气宽中、升清止泻及调气活血等治法。

（1）行气宽中。由于肝脾不调、气机阻滞，或湿邪壅滞肠中，也能阻碍气机运行，故不少慢性结肠炎之腹泻表现为腹部胀痛即泻，泻而不畅，粪质不多而夹有黏液。可加青皮、川楝子、大腹皮、枳实等行气之品，以宽中消胀，使大便量增多、次数减少而复常。

（2）升清止泻。《素问·阴阳应象大论》谓"清气在下，则生飧泄"，指出了由脾气虚弱所致脾胃升清降浊功能失常，影响水湿运化而发生泄泻，若泄泻反复发作，则脾虚可进一步发展为中气下陷或脾肾阳虚等证，表现为腹隐痛、时腹泻、便稍烂、纳少腹胀等，治应健脾补肾，尚须升清止泻，可加柴胡、葛根、扁豆花、升麻、防风等。

（3）调气活血。表现为腹泻但排出不畅，或便秘，伴有腹痛坠胀感，或可扪及腹块伴有触痛，当须辨别。属气滞血瘀为主者，加枳实、大腹皮、大黄等行气活血通便；热结血瘀为主者加桃仁、牛膝、大黄等以活血通便，使大便通顺、气血畅通。

（4）配合中药保留灌肠以提高疗效。目前，中药保留灌肠治疗慢性结肠炎已为广大医生和患者认可。保留灌肠可使药液直达病所，直接作用于病灶处，有保持药物性能及起效快的优点。具体操作为：每晚临睡前将中药约150～180毫升作保留灌肠，14天为一个疗程，一般可作2～3疗程，中间隔3～5天。

胃炎

病案（一）

门诊患者：梁××，女，47岁

初诊时间：2001年2月19日

主诉：胃脘部不适半年。

病史：进食后胃脘部不适，伴肛门坠痛，大便每日1次，左肋处压痛，有耳鸣，眠差，余无特殊不适。查体：腹软，右上腹轻压痛，左腹轻压痛，肝脾未触及。舌红、苔白，脉弦。

诊断：中医诊断为胃痛、脾虚湿困；西医诊断为慢性浅表性胃炎。

处方：

太子参 20 克	白术 12 克	茯苓 6 克
白芨 15 克	防风 10 克	陈皮 5 克
鹿衔草 20 克	救必应 15 克	砂仁 6 克（后下）
甘草 6 克	蝉蜕 10 克	珍珠母 30 克

共5剂，日服一剂，可分两次服用，于上午9点、下午3点温服。

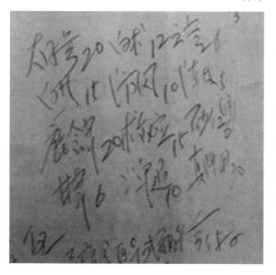

分析：患者为围绝经期女性，多合并妇科疾病，情绪多变，易于肝郁，肝脾不和则见腹痛腹泻，以胁下胀痛为主，仍以四君子健脾，防风合白术有痛泻要方之效以疏肝健脾，鹿衔草（鹿含草）有补虚、祛风除湿、活血调经之效。蝉蜕归肺肝经，主治发散风热、祛风透疹，而此方使用蝉蜕，意为蝉蜕归肝经，功效以疏

验方篇

肝熄风止痉为主；风与湿相搏易化热，患者大便偏烂，予救必应清利湿热、实大便。

二诊时间：2001年3月18日

病史：大便日1次，左下腹疼痛。舌暗红、苔白。

处方：

党参15克	白术30克	茯苓15克
防风10克	白花蛇舌草30克	台乌药10克
甘草6克	救必应15克	珍珠母30克
郁金12克	枳实12克	麦芽30克

共5剂，日服一剂，可分两次服用，于上午9点、下午3点温服。

分析：蛇舌草清热解毒，有消胃炎之效，台乌药温中止痛，合郁金、枳实以行气止痛，麦芽消食开胃。

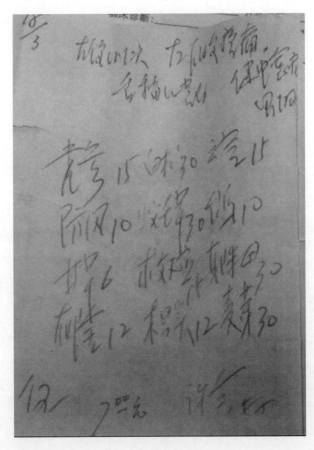

三诊时间： 2001 年 5 月 9 日

病史： 仍左下腹疼痛，进食后胃脘部胀痛明显，无反酸嗳气，无咽痛，大便偏烂，自觉肛门灼热，纳差，眠可，另近年来月经不调。舌淡苔白。查体：左下腹压痛。

处方：

太子参 20 克	白术 12 克	茯苓 15 克
白芨 15 克	防风 10 克	木香 10 克（后下）
黄连 6 克	救必应 15 克	台乌药 10 克
甘草 6 克	鸡血藤 30 克	合欢皮 10 克

共 7 剂，日服一剂，可分两次服用，于上午 9 点、下午 3 点温服。

分析： 患者持续左下腹疼痛，为排除器质性病变，建议行肠镜检查，但患者拒绝并坚持服中药治疗。患者便烂，肛门灼热，有痔疮病史，予黄连清热燥湿、实大便。对于大肠湿热及痔疮者，许鑫梅教授常使用白芨收涩大便兼以消肿生肌。患者素月经不调，予鸡血藤活血通络调经，合欢皮宁神解郁。

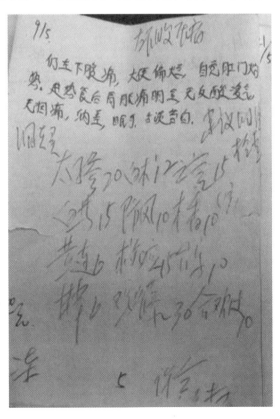

四诊时间：2001 年 5 月 21 日

病史：服药后仍觉左下腹疼痛，大便每日 1 次，含少许黏液。舌暗红、苔白，脉弦。

处方：

太子参 20 克	白术 12 克	茯苓 15 克
白芨 15 克	防风 10 克	木香 10 克（后下）
救必应 15 克	台乌药 10 克	地榆 15 克
茜根 15 克	白鲜皮 15 克	甘草 6 克

共 7 剂，日服一剂，可分两次服用，于上午 9 点、下午 3 点温服。

分析：患者痔疮出血，考虑为湿热所致，予地榆、白芨、茜根、白鲜皮共奏清热利湿、消肿止血凉血之功。

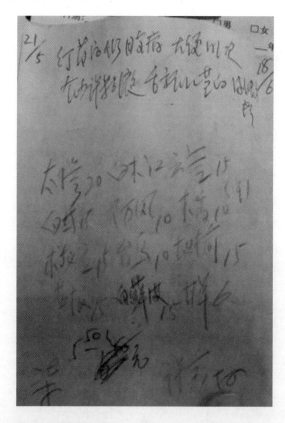

五诊时间：2001 年 6 月 18 日

病史：间断下腹隐痛，有下坠感，大便每日 1 次，条状。舌淡红、苔白。

处方：

党参 15 克	白术 12 克	茯苓 15 克
白芨 15 克	防风 10 克	柴胡 10 克
台乌 10 克	甘草 6 克	鸡血藤 30 克
蛇舌草 15 克	救必应 15 克	

共 7 剂，日服一剂，可分两次服用，于上午 9 点、下午 3 点温服。

分析： 柴胡善调达肝气而疏肝解郁，调经止痛。

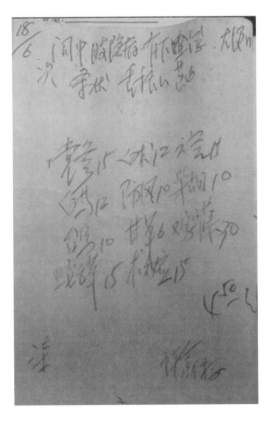

就诊时间： 2010 年 6 月 23 日

病史： 上腹痛，饥饿时明显，时嗳气，无反酸，无烧心，睡眠欠佳，大便每日 1～2 次，偏烂，纳可。舌暗红、苔白腻。

处方：

党参 15 克	白术 30 克	茯苓 15 克

法半夏 10 克	苏梗 15 克	砂仁 6 克（后下）
土牛膝 15 克	浙贝母 15 克	乌贼骨 30 克
甘草 6 克	浮小麦 30 克	珍珠母 30 克

共 7 剂，日服一剂，可分两次服用，于上午 9 点、下午 3 点温服。

分析：患者腹痛，于饥饿时发作，虽无烧心、反酸症状，但仍为胃酸过多。予乌贼骨、珍珠母制酸护胃，珍珠母合浮小麦有宁心安神助眠之效；土牛膝为岭南道地药材，有清热解毒利咽、活血化瘀、利小便之功，可治关节肿痛。

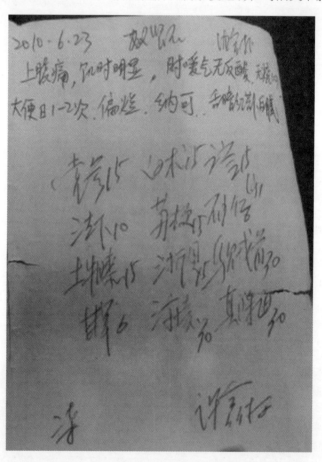

就诊时间：2010 年 8 月 19 日

病史：偶有左下腹隐痛，伴髋骨、下肢关节疼痛，咽痛，口苦口干，大便每日 1 次。

处方：

太子参 30 克	白术 15 克	茯苓 15 克
白芨 30 克	木香 10 克（后下）	救必应 15 克
台乌药 10 克	郁金 15	防风 10 克
甘草 6 克	木蝴蝶 10 克	岗梅 30 克

共 7 剂，日服一剂，可分两次服用，于上午 9 点、下午 3 点温服。

分析： 千层纸即为木蝴蝶，合岗梅以清利咽喉，生津止渴。

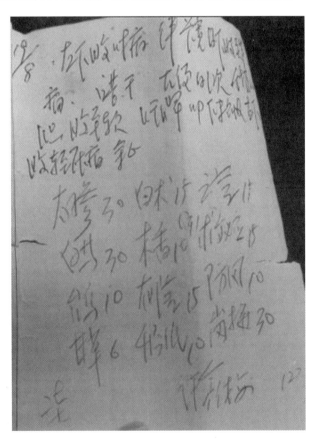

就诊时间： 2012 年 12 月 12 日

病史： 晨起空腹时上腹部胀痛，以胀为主，进食后稍缓解，伴嗳气，无反酸、烧心，纳可，眠差，难入睡，大便每日 1 次，质干成形，伴黏液。舌暗、苔厚白腻，口干口苦。

处方：

党参 15 克	白术 15 克	茯苓 15 克
法半夏 10 克	苏梗 15 克	沉香 3 克（后下）
土牛膝 15 克	浙贝母 15 克	瓦楞子 30 克
木蝴蝶 10 克	甘草 6 克	

共 7 剂，日服一剂，可分两次服用，于上午 9 点、下午 3 点温服。

分析： 患者仍有上腹部胀痛，加用广州中医药大学第一附属医院院内制剂消胀片消胀、清金开音片利咽。

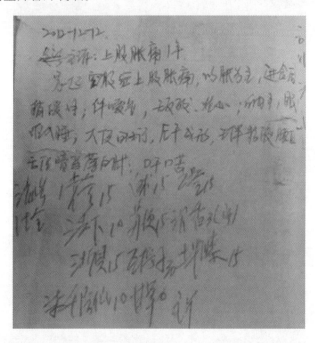

就诊时间： 2014 年 11 月 26 日

病史： 胃脘部胀满，进食后明显，嗳气，无反酸，纳眠可，大便每日 1 次。舌淡红、苔薄白、边有齿印，脉细弱。

处方：

太子参 15 克	白术 15 克	枳壳 10 克
法半夏 10 克	苏梗 15 克	砂仁 6 克（后下）
浙贝母 15 克	瓦楞子 30 克	土牛膝 15 克

木蝴蝶 10 克　　　　合欢花 10 克　　　　甘草 6 克

共 7 剂，日服一剂，可分两次服用，于上午 9 点、下午 3 点温服。

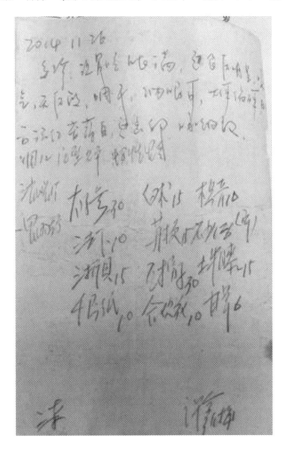

病案（二）

门诊患者：郑××，男

初诊时间：2013 年 2 月 20 日

主诉：胃脘部胀满 1 月余，咽部异物感 10 余天。

病史：1 个月前胃脘部及下腹部胀满不适，于外院治疗后症状可缓解。现觉咽喉部异物感明显，偶有吞咽困难，餐后胃脘部伴胸骨后堵闷感，嗳气频，伴烧心，无反酸，纳可，眠欠佳，大便正常，舌暗淡、边有齿印、苔腻，咽红，咽后壁粗糙。

诊断：中医诊断为痞满，脾虚胃热；西医诊断为慢性浅表性胃炎，咽炎。

处方：

太子参 15 克	白术 15 克	茯苓 15 克
法半夏 10 克	苏梗 15 克	浙贝母 15 克
瓦楞子 30 克	土牛膝 15 克	沉香 3（后下）
木蝴蝶 10 克	甘草 6 克	郁金 15 克

共 7 剂，日服一剂，于饭后温服。

分析：该患者为"胃咽合病"。"咽为胃之关"，许鑫梅教授认为该患者其发病机制为胃内酸性物质反流至咽喉部，腐蚀咽喉黏膜所致，故仍以治胃为主兼以治咽喉。但由于脾胃病患者一般脾虚，不能用过于寒凉药物治疗咽喉疾病，否则加重脾胃受损，所以，许鑫梅教授治疗咽喉疾病一般采用较为温和的药物，一般多为射干、木蝴蝶、诃子、岗梅、土牛膝等，而此方选用木蝴蝶（千层纸）、土牛膝清利咽喉。

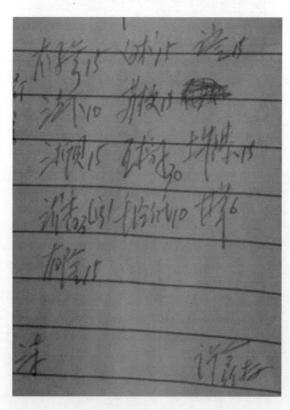

二诊时间：2013 年 2 月 27 日

病史：时而嗳气及烧心感，时而上腹部疼痛，饱餐后明显，胸骨后堵闷感，纳可，咽干痒痛，异物感，口干口苦，纳可，眠差，多梦，大便每日 1～2 次，成形，无黏液便，舌淡、苔黄腻。

处方：

玄参 15 克	射干 10 克	木蝴蝶 10 克
岗梅 30 克	法半夏 10 克	浙贝母 15 克
苏梗 15 克	瓦楞子 30 克	砂仁 6 克（后下）
木贼 10 克	甘草 6 克	太子参 15 克

共 7 剂，日服一剂，于饭后温服。

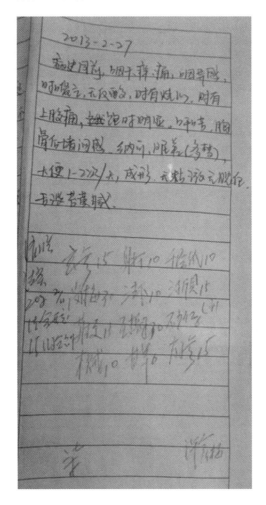

就诊时间：2013 年 3 月 22 日

病史：咳嗽，咳黄色痰 4 天，伴咽痛，无发热恶寒，伴胸闷不适，咽异物感，时而反酸、烧心感。查体：双肺呼吸音尚清，未闻及明显干湿性啰音，舌红、苔黄，脉浮。

处方：

玄参 15 克	射干 10 克	木蝴蝶 10 克
炙麻黄 10 克	法半夏 10 克	浙贝母 15 克
木贼 10 克	前胡 15 克	青天葵 10 克
甘草 6 克	瓦楞子 30 克	辛夷花 10 克

共 5 剂，日服一剂，于饭后温服。

分析：现该患者为风热表证，病机为风热犯肺，肺气不宣，麻黄为"发汗解表第一药"，炙用以润肺止咳，平喘尤佳，配以前胡、射干、千层纸宣肺止咳，清利咽喉；青天葵亦为岭南道地药材，有清肺止咳、健脾消积之效；辛夷花长于宣通鼻窍，鼻塞流浊涕常用此药；风热咳嗽患者易咽喉干燥，加玄参滋阴润喉。

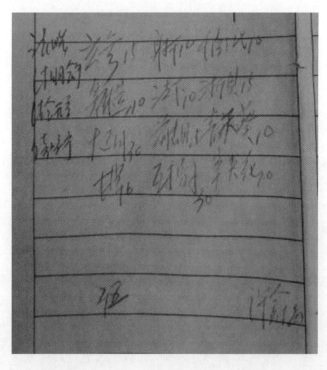

就诊时间：2013 年 7 月 1 日

病史：大便前左侧腹部胀痛，便后缓解，或按摩腹部可缓解，偶有胃脘部隐痛，饥饿时明显。偶有打嗝，无反酸；大便次数偏多，每日 3 次，质烂，排便不畅，有便不尽感，无黏液或脓血；纳差；眠可。

处方：

太子参 15 克	白术 30 克	茯苓 15 克
紫菀 15 克	款冬花 15 克	救必应 15 克
台乌药 15 克	岗梅 30 克	藿香 10 克
甘草 6 克	浮小麦 30 克	

共 7 剂，日服一剂，于饭后温服。

分析：患者仍咽喉不适明显，并出现咳嗽，故予藿香芳香化浊，解表祛湿止痛，紫菀、款冬花润肺下气，化痰止咳；救必应、岗梅清热解毒止泻；台乌温中行气止痛，以制上述药物寒凉之性，中医称之为制性存用。

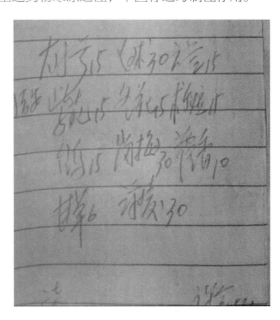

就诊时间：2014 年 11 月 26 日

病史：左腹胀满，伴烧灼感，饱食后明显，时嗳气，无反酸；今日大便 4

次，质烂，夹有黏液；咽干，伴咽异物感；纳可；眠一般；口气重，舌淡红、苔厚腻，脉弦。

处方：

党参 15 克	白术 15 克	茯苓 15 克
法半夏 10 克	苏梗 15 克	沉香 3 克（后下）
浙贝母 15 克	珍珠母 30 克	郁金 15 克
甘草 6 克	木贼 10 克	槐花 10 克

共 7 剂，日服一剂，于饭后温服。

分析： 患者大便烂，有黏液，舌苔黄腻，说明湿热重，予槐花清泻大肠湿热。

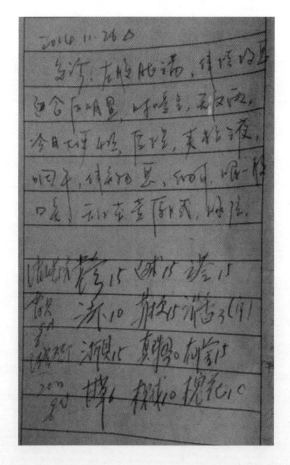

病案（三）

门诊患者：黎×，女，39岁

初诊时间：2014年3月31日

主诉：反复胃脘部隐痛半个月。

病史：以夜间疼痛明显，偶进食后可发胀闷不适，嗳气、矢气多，矢气后疼痛可缓解，有少许烧心感，伴反酸，咽喉异物感，无咳嗽，时而心慌，手足乏力；平素大便2日1次，质硬，昨日夜间腹痛伴解稀烂便、色黄，便后疼痛可缓解，无排便不尽感；纳眠可；舌暗淡，苔黄腻。2014年3月13日胃镜示：慢性浅表性胃炎。

诊断：中医诊断为胃脘痛、脾虚；西医诊断为慢性浅表性胃炎。

处方：

太子参15克	白术15克	枳壳15克
法半夏10克	苏梗15克	浙贝母15克
瓦楞子30克	救必应15克	台乌药15克
砂仁6克（后下）	甘草6克	郁金15克

共7剂，日服一剂，可分两次服用，于上午9点、下午3点温服。

分析：患者以夜间胃脘部疼痛发作为主，有反酸，说明夜间胃酸分泌过多。经询问患者得知，患者夜间进食多为汤水或稀饭。许鑫梅教授认为，稀饭并不养胃，等量的米煮成米饭就是一碗的份量，而煮成稀饭则成一大锅的份量，一碗稀饭容易饱胀，但同样排空快、易饥饿，且粥水为酸性，胃酸多的患者不适合多进食稀饭，故建议患者夜间少喝汤水，睡前可进食1个小馒头中和胃酸。患者腹痛伴腹泻，有痰湿停聚，故予郁金、砂仁行气止痛，岭南道地药材救必应以清热燥湿实大便之功。

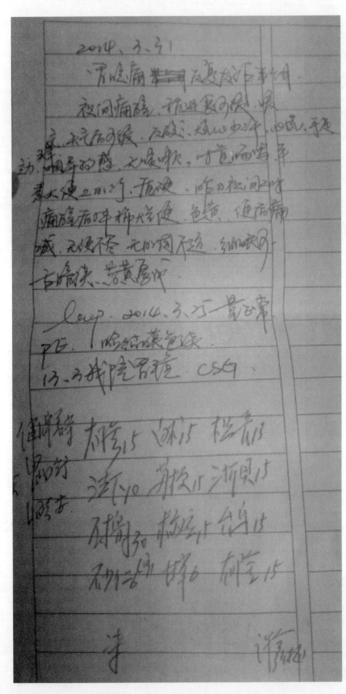

二诊时间： 2014年5月7日

病史： 服上述药物后痛减。诉1周前外出后出现头痛、恶心，全身游走性疼痛，脐周明显。近2天症状缓解。现上腹部胀满不适，偶伴隐痛，饭后明显，有嗳气，时觉嗳气不畅，偶有反酸，伴胸骨后烧灼感；咽喉异物感，口干口苦；大便每日1次,质烂,难成形,无黏液或脓血,大便有便不尽感,小便色黄;舌红、苔黄,脉弦弱。查体:咽红,咽后壁黏膜红肿。

处方:

党参15克	白术15克	枳壳15克
法半夏10克	苏梗15克	浙贝母15克
珍珠母30克	射干10克	诃子10克
郁金15克	甘草6克	槐花15克
蔓荆子10克		

共7剂,日服一剂,可分两次服用,于上午9点、下午3点温服。

分析: 患者本为体虚,因外出后出现头痛、恶心,周身疼痛等症状,为风邪入侵体内,根据症状及舌脉象,为风、湿、热互结,故予诃子利咽,珍珠母以收涩大便,射干清热利咽,郁金行气止痛,槐花清降泻热、清大肠之湿热,蔓荆子发散风热、祛风止痛。

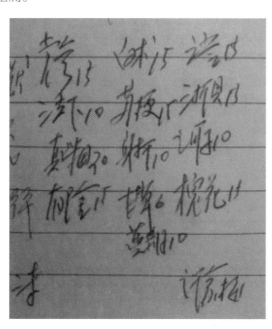

三诊时间: 2014年9月10日

病史: 现患者诉胃脘部胀闷疼痛,嗳气后可缓解,口干口苦;大便干结,2日1次,有便不尽感;纳眠一般;头坠胀感,手足麻木,腰部时有疼痛;舌红、苔黄腻，脉滑。

处方：

太子参 15 克	白术 15 克	枳壳 10 克
法半夏 10 克	苏梗 15 克	麦冬 15 克
沉香 3 克（后下）	郁金 15 克	浙贝母 15 克
瓦楞子 30 克	木贼 10 克	甘草 6 克

共 7 剂，日服一剂，可分两次服用，于上午 9 点、下午 3 点温服。

分析： 患者诉胃脘部胀闷不适明显，故加予沉香加强降气之效，予麦冬增加滋阴，以治口干等阴液减少之证。

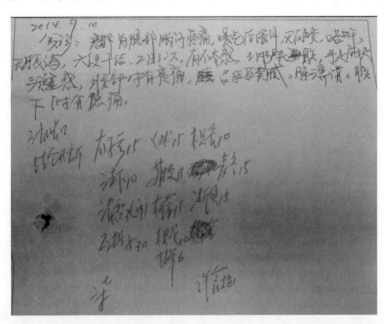

四诊时间： 2014 年 10 月 8 日

病史： 患者诉昨夜睡前胃脘部疼痛明显，偶有烧心，时而上腹部胀满，嗳气，无反酸，余无特殊；偶有头部麻木，四肢怕冷，纳眠可，小便正常，大便成形，每日 1 次，口干口苦。

处方：

太子参 15 克	白术 15 克	枳壳 10 克
法半夏 10 克	苏梗 15 克	砂仁 6 克（后下）

| 浙贝母 15 克 | 瓦楞子 30 克 | 蔓荆子 10 克 |
| 鸡血藤 15 克 | 甘草 6 克 | 郁金 15 克 |

共 14 剂，日服一剂，可分两次服用，于上午 9 点、下午 3 点温服。

分析：予蔓荆子清利头目，鸡血藤活血通络，二者用于祛风除湿止痛。

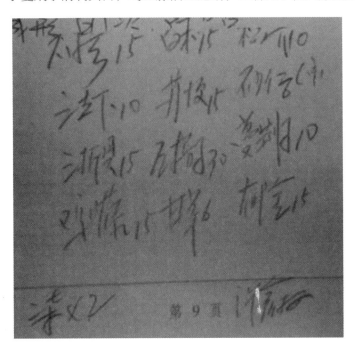

五诊时间：2014 年 11 月 26 日

病史：现胃脘部胀满不适，伴左下腹隐痛，大便日 1 次，细条状，量偏少，口干口苦，咽干，纳一般，眠差，舌红苔厚腻，脉弦。查体：咽红，双扁桃体 I°肿大，咽后壁黏膜粗糙。

处方：

太子参 15 克	白术 15 克	茯苓 15 克
法半夏 10 克	苏梗 15 克	砂仁 6 克（后下）
浙贝母 15 克	珍珠母 30 克	射干 10 克
甘草 6 克	郁金 15 克	台乌药 15 克

共 7 剂，日服一剂，可分两次服用，于上午 9 点、下午 3 点温服。

分析：患者咽后壁黏膜粗糙，故予射干以利咽。

病案（四）

门诊患者：侯××，男，36 岁

初诊时间：2014 年 9 月 1 日

主诉：反复上腹部隐痛 10 余年。

病史：患者反复上腹部隐痛 10 余年，饥饿或进食后均发作，伴嗳气，无反酸或烧心，时有胸骨后隐痛；有咽异物感；纳差，眠差；大便每 2～3 次，细条状，量少，无黏液及血便，舌淡红、苔黄腻。有吸烟史，约每日 10 支。2014 年

9月1日胃镜示：慢性浅表性胃炎。查体：咽红。

诊断：中医诊断为胃脘痛、脾虚胃热；西医诊断为慢性浅表性胃炎。

处方：

太子参 30 克	白术 15 克	茯苓 15 克
法半夏 10 克	苏梗 15 克	砂仁 6 克（后下）
麦芽 30 克	珍珠母 30 克	浙贝母 15 克
郁金 15 克	甘草 6 克	紫菀 10 克

共 7 剂，日服一剂，分两次服用，于上午 9 点、下午 3 点温服。

分析：慢性胃炎是一个反复发作的慢性疾病，往往可能因为饮食不慎或气候突变等复发，初起或发作期以气郁、热结、痰湿为多见，久病则多为虚中夹实，如脾气虚弱、胃阴不足，夹气郁等邪实证。该患者为中青年男性，有吸烟史，许鑫梅教授告诫患者，若想胃病好，必须戒烟，告诉患者广东首位博士课题正是研究吸烟与反流性胃炎的关系，结果显示为阳性，证明吸烟可引起反流症状，故建议患者戒烟。且吸烟可引起肺部疾病，长期刺激咽喉、气管，故吸烟患者咽喉部易感不适。患者病程长达 10 余年，久病必有虚，脾虚易致水湿停聚于中焦，易成痰化热，故治以健脾化痰为法，方以四君子汤为主，患者舌苔黄腻，改党参为太子参益气养阴，法半夏燥湿化痰、降逆和胃，苏梗、紫菀开宣肺气以行气宽胸，砂仁理气化湿和胃，浙贝母清热化痰，麦芽消食开胃，珍珠母平肝可镇心安神、助于睡眠、制酸和胃，郁金行气解郁兼以活血止痛之效。

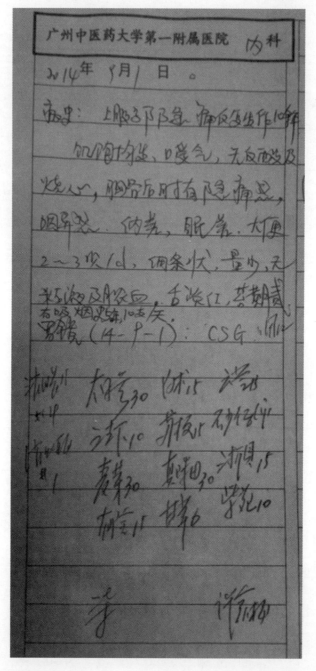

二诊时间：2014年10月8日

病史：已无明显腹痛，仍觉上腹部胀闷，以饱餐后不适为主，伴胸闷不适，嗳气，严重时可吐出食物，无明显反酸；少许咽喉不适感；纳差，眠可；小便正常，大便次数增多，量少，细条形，排便不规律。

处方：

党参 15 克	白术 15 克	茯苓 15 克
法半夏 10 克	苏梗 15 克	砂仁 6 克（后下）
浙贝母 15 克	珍珠母 30 克	素馨花 10 克
郁金 15 克	甘草 6 克	

共 7 剂，日服一剂，分两次服用，于上午 9 点、下午 3 点温服。

分析：服用上述药物后，腹痛症状明显改善，患者嗳气频发，重者可吐出食物，考虑肝气犯胃，致胃失和降，可在上方基础上增强疏肝解郁之药，加岭南道地药材素馨花辅以郁金以解郁行气。

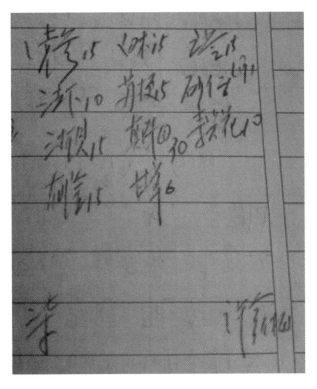

三诊时间：2014 年 10 月 23 日

病史：进食后仍有少许胃脘不适，嗳气，无反酸等不适，大便每日 2 次，细条形；舌暗红，脉滑。

处方：

| 党参 15 克 | 白术 15 克 | 茯苓 15 克 |

法半夏 10 克	苏梗 15 克	沉香 3 克（后下）
浙贝母 15 克	瓦楞子 30 克	郁金 15 克
甘草 6 克	麦芽 30 克	

共 7 剂，日服一剂，分两次服用，于上午 9 点、下午 3 点温服。

分析：患者仍诉胃脘部胀闷不适，故改予沉香以加强降气之效，瓦楞子加强制酸止痛。

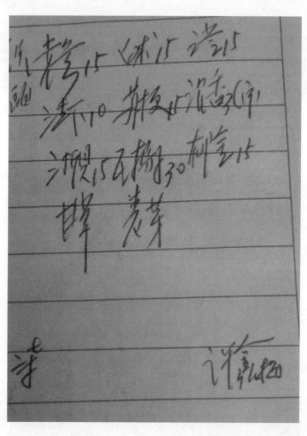

胆汁反流性胃炎

病案（一）

门诊患者：黄××，男，30岁

初诊时间：2014年11月5日

主诉：左上腹疼痛1年余。

病史：左上腹疼痛1年余，呈牵拉痛，饱餐后明显，嗳气，无反酸，饥饿时乏力明显，时而进食后欲如厕；大便偏烂，偶可见黏液便，无脓血。近2天觉胸闷痛，无心慌心悸等；现大便成形，每日1次；眠差。2014年7月17日胃镜示：胆汁反流性胃炎伴糜烂，十二指肠球炎。

诊断：中医诊断为胃脘痛、脾虚湿困；西医诊断为胆汁反流性胃炎伴糜烂、十二指肠球炎。

处方：

党参15克	白术15克	茯苓15克
法半夏10克	苏梗15克	救必应15克
浙贝母15克	浮小麦30克	龙骨30克
郁金15克	甘草6克	砂仁6克（后下）

共7剂，日服一剂，可分两次服用，于上午9点、下午3点温服。

分析：该患者有胆汁反流性胃炎，经询问患者有吸烟史，告知患者吸烟与胆汁反流性胃炎的关系，建议患者减少吸烟或戒烟。患者腹痛且大便偏烂为脾病湿胜，治以运脾化湿为法，方以四君子汤加减，四君子汤健脾益气，法半夏燥湿化痰、降逆和胃，苏梗行气宽胸，砂仁理气化湿和胃，浙贝母清热化痰，加以岭南道地药材救必应以清热燥湿实大便之功。患者诉平素易出汗，故加浮小麦合龙骨以益气固表止汗，同时，龙骨也有重镇安神之效，辅以郁金行气解郁兼以活血止痛之效。

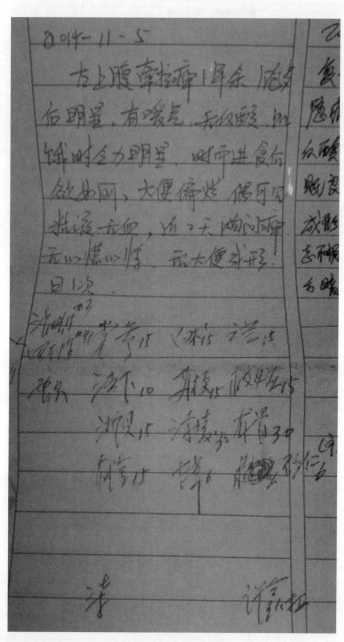

二诊时间：2014年11月14日

病史：仍觉餐后胃脘部隐痛，无腹胀，时而嗳气，无反酸，无口干。现纳眠尚可，自觉体力欠佳，大便每日1～2次，成形，排便顺畅，小便正常。近期情志不畅。舌暗红、苔黄腻。

处方：

党参 15 克	白术 15 克	茯苓 15 克
法半夏 10 克	苏梗 15 克	砂仁 6 克（后下）
浙贝母 15 克	瓦楞子 30 克	木贼 10 克
郁金 15 克	金钱草 15 克	甘草 6 克

共 7 剂，日服一剂，可分两次服用，于上午 9 点、下午 3 点温服。

分析： 患者近期情绪不佳，易肝气郁结，郁而化热，故配以木贼、金钱草入肝经，以清肝疏散风热、清热利湿。

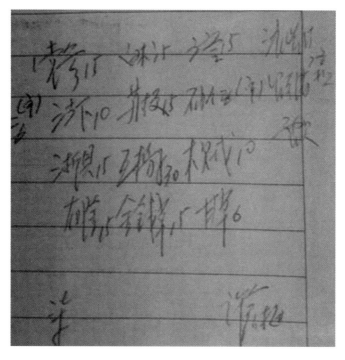

三诊时间： 2014 年 11 月 21 日

病史： 仍时发胃痛不适，夜尤甚，有烧心，少许反酸，嗳气；大便可；苔腻，脉弦。

处方：

党参 15 克	白术 15 克	茯苓 15 克
藿香 10 克	绵茵陈 15 克	法半夏 10 克
苏梗 15 克	砂仁 6 克（后下）	延胡索 15 克

郁金 15 克　　　　金钱草 15 克　　　　甘草 6 克

共 7 剂，日服一剂，可分两次服用，于上午 9 点、下午 3 点温服。

分析：现患者诉夜间有烧心感，有反酸，考虑为夜间胃酸分泌过多所致，建议患者睡前可进食 1 个小馒头或 2～3 片苏打饼干以中和胃酸。中医认为胃酸分泌过多为肝、胆、胃热所致，故加清热泻火之药物，藿香芳香化浊和中，绵茵陈、金钱草清泻肝胆之火，玄胡即为延胡索，合郁金以行气止痛。

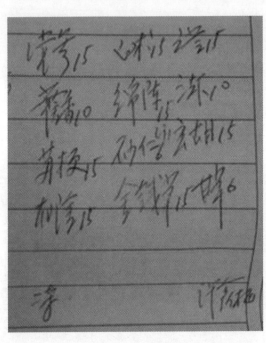

胃肠功能紊乱

病案（一）

门诊患者：李××，女，48 岁

初诊时间：2010 年 7 月 19 日

主诉：大便溏泄 1 周。

病史：大便每日 2 次，偏烂，无黏液，时排便不尽感，晨起矢气频多，时而便前腹痛，便后可缓解，无肛门不适感；无明显腹胀痛，时嗳气，无反酸；汗多，纳一般；舌暗淡、苔白腻。

诊断：中医诊断为泄泻、脾虚湿热；西医诊断为胃肠道功能紊乱

处方：

党参 15 克	白术 15 克	茯苓 15 克
地稔根 30 克	浮小麦 30 克	龙骨 30 克
白花蛇舌草 30 克	郁金 15 克	甘草 6 克
槐花 10 克		

共 7 剂，日服一剂，可分两次服用，于上午 9 点、下午 3 点温服。

分析：经询问，患者无明显不洁饮食等诱因，考虑夏季暑湿偏盛，湿热易积聚肠道，不通则痛，患者舌淡、苔白腻，为脾虚湿重之象，仍以四君子汤健脾化湿，以地稔根、蛇舌草、槐花清热解毒、祛大肠湿热，郁金以行气止痛。患者诉汗多，故加浮小麦、龙骨以益气固表止汗。

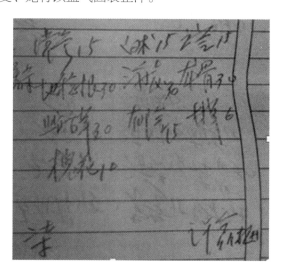

二诊时间：2011 年 11 月 11 日

病史：大便稀烂 1 周余，每日 2 次，无黏液，无便不尽感；偶有胃脘部胀闷不适，嗳气，无反酸；纳眠可；舌暗、苔白。

处方：

党参 15 克	白术 15 克	茯苓 15 克

浮小麦 30 克	龙骨 30 克	郁金 15 克
法半夏 10 克	黄连 5 克	苏叶 15 克
甘草 6 克	浙贝母 15 克	

共 7 剂，日服一剂，可分两次服用，于上午 9 点、下午 3 点温服。

分析：苏叶解表兼以行气宽胸，苏梗长于理气解郁，体虚者更为适宜；黄连清热燥湿，有实大便之效。

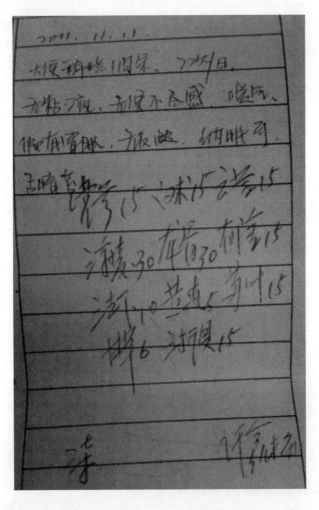

就诊时间：2014 年 4 月 18 日

病史：现大便每日 1～2 次，质稀烂，少量黏液，排便顺畅；纳差，乏力，眠可；小便正常；舌淡红、苔白腻。

处方：

党参 15 克	白术 15 克	茯苓 15 克
救必应 15 克	火炭母 15 克	白花蛇舌草 30 克
木香 10 克（后下）	黄连 5 克	苏叶 10 克
浮小麦 30 克	龙骨 30 克	甘草 6 克

共 7 剂，日服一剂，可分两次服用，于上午 9 点、下午 3 点温服。

分析：救必应、火炭母、黄连共同清热祛湿、收涩止痛，其中救必应与火炭母为"腹可安"之主要成分之一，一般对于腹泻患者，许鑫梅教授多用此药对以清热止泻。

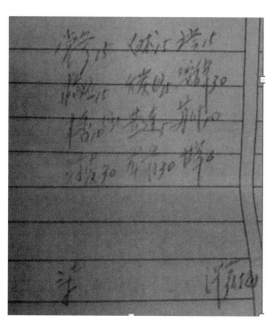

就诊时间：2014 年 7 月 30 日

病史：饱餐后腹胀明显，嗳气多，无反酸；无腹痛腹泻；现大便干硬难解，呈颗粒状，3～4 日 1 次。

处方：

太子参 15 克	白术 15 克	茯苓 15 克
法半夏 10 克	苏梗 15 克	沉香 3 克（后下）

浙贝母 15 克　　　　瓦楞子 30 克　　　　枳壳 10 克
甘草 6 克　　　　　郁金 15 克

共 7 剂，日服一剂，可分两次服用，于上午 9 点、下午 3 点温服。

分析：鉴于患者平素大便偏烂，现大便秘结，不宜过于通便，宜加强理气行气之功，故予沉香降气，辅以枳壳、郁金行气止痛。

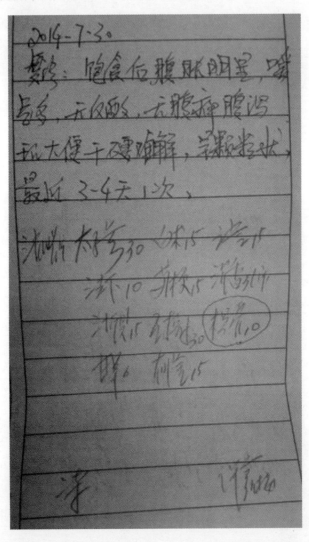

就诊时间：2014 年 10 月 8 日

病史：现无明显腹胀腹痛，嗳气多，无反酸；现大便难解，需服药后方能解大便，大便质软，成形，量一般，不服药时则需 4～5 天 1 次，大便先干硬难解，后成形质软；纳一般，眠可；小便正常。

处方：

太子参 15 克	白术 15 克	枳壳 10 克
法半夏 10 克	苏梗 15 克	沉香 3 克（后下）
浙贝母 15 克	珍珠母 30 克	郁金 10 克
甘草 6 克	麦冬 15 克	

共 7 剂，日服一剂，可分两次服用，于上午 9 点、下午 3 点温服。

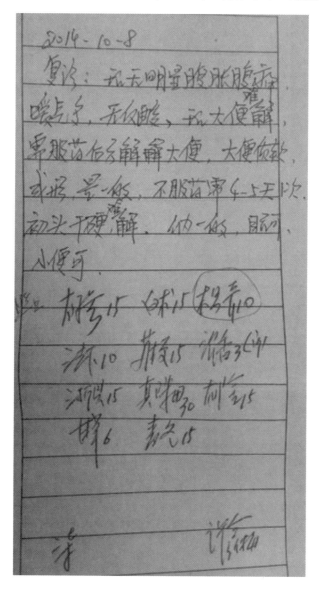

分析：太子参合麦冬益气养阴，以增加肠液润肠通便，因瓦楞子收涩大便之功较强，改为珍珠母制酸护胃，兼以安神助眠。

就诊时间：2014 年 10 月 29 日

病史：患者现时有嗳气，口干，无反酸，无腹胀腹痛；纳眠可，稍觉乏力；大便每日 1 次，成形，排便顺畅；小便正常；舌暗淡、苔薄白。

处方：

党参 15 克　　　　白术 15 克　　　　茯苓 15 克

法半夏 10 克　　　苏梗 15 克　　　　沉香 3 克（后下）

浙贝母 15 克　　　瓦楞子 30 克　　　石斛 30 克

甘草 6 克　　　　合欢花 10 克

共 7 剂，日服一剂，可分两次服用，于上午 9 点、下午 3 点温服。

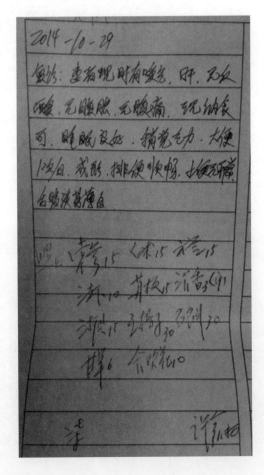

分析：党参较太子参更为补中益气，健脾之效尤佳，口干者加石斛滋养胃阴、合欢花解郁宁神。

病案（二）

门诊患者：兰××，女，39岁

初诊时间：2014年10月10日

主诉：脐周部胀痛4年余。

病史：脐周胀痛，欲如厕，大便每日1～2次，质偏烂，无黏液，时有排便不尽；诉进食"寒凉"食物后嗳气，无反酸，无恶心，无口干口苦；咽喉有异物感；纳可，眠差，难入睡；舌质红、苔白腻，脉细。

诊断：中医诊断为腹痛、脾虚湿滞；西医诊断为胃肠道功能紊乱。

处方：

党参15克	白术15克	茯苓15克
法半夏10克	苏梗15克	沉香3克（后下）
浙贝母15克	瓦楞子30克	木贼10克
甘草6克	郁金15克	

共5剂，日服一剂，可分两次服用，于上午9点、下午3点温服。

分析：该女性患者以脐周部胀痛为主要症状，每次发作均需如厕，大便偏烂属脾胃虚弱，无以运化水湿，水湿停滞于中下焦之故，治以健脾渗湿为主，方中四君子汤补益脾胃，法半夏、浙贝母燥湿化痰，苏梗行气消胀，沉香降气、行气止痛之效，瓦楞子制酸止痛。患者为中年女性，兼顾家庭及工作，易肝郁，加木贼清热疏肝、郁金疏肝解郁。

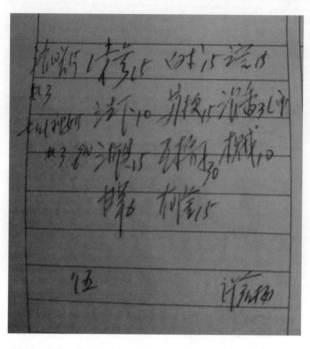

二诊时间：2014 年 11 月 26 日

病史：服上述药物后脐周胀痛减轻，大便每日 1～2 次，成形质软；现偶有胃脘部胀闷不适，嗳气，无反酸；睡眠可改善；舌淡红、苔白腻，边有齿印，脉细；咽喉干痒，咽红，双侧扁桃体Ⅱ°肿大，咽后壁黏膜粗糙。

处方：

党参 15 克	白术 15 克	茯苓 15 克
法半夏 10 克	苏梗 15 克	沉香 3 克（后下）
浙贝母 15 克	龙骨 30 克	木贼 10 克
合欢花 10 克	射干 10 克	诃子 10 克
甘草 6 克		

共 7 剂，日服一剂，可分两次服用，于上午 9 点、下午 3 点温服。

分析：患者服上述药物后，腹胀痛明显改善，现以咽喉疼痛干痒为主，考虑秋季干燥，喉为肺之门，首当其冲，故加射干清利咽喉；因患者大便质偏烂，若药物过于苦寒，多致泄泻，故使用诃子以敛肺利咽兼以涩肠止泻。

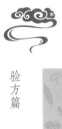

反流性食管炎

病案（一）

门诊患者：王××，女，44岁

初诊时间：2014年3月10日

主诉：胸骨后烧灼感4年。

病史：胸骨后及胃脘部烧灼感，嗳气，反酸；咽部不适；纳眠可，手足心潮热感；舌红、苔白腻，脉弦。2013年11月20日胃镜示：Barrett食管，慢性浅表性胃炎伴糜烂。

诊断：中医诊断为吐酸、肝郁脾虚；西医诊断为Barrett食管、慢性浅表性胃炎伴糜烂。

处方：

太子参15克	白术15克	茯苓15克
法半夏10克	苏梗15克	浙贝母15克
瓦楞子30克	木贼10克	郁金15克
甘草6克	射干10克	

共7剂，日服一剂，可分两次服用，于上午9点、下午3点温服。

分析：Barrett食管是食管末端细胞组织学改变，其症状为胃食管反流及其并发症引起的，表现为胸骨后灼热感、胸闷痛、胃脘部及咽喉部不适感等。许鑫梅教授把胃病伴咽喉部不适或胸骨后梗阻感的现象称为"胃咽合病"，病性为本虚标实，辨证为脾虚夹痰湿，兼有肝郁，方仍以四君子汤为主，苏梗行气宽胸，郁金解肝郁，瓦楞子制酸兼以化痰散结，木贼疏肝清热，射干清利咽喉。

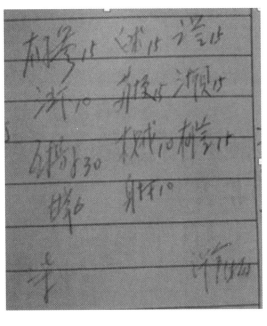

二诊时间：2014 年 3 月 24 日

病史：胃脘部时而胀满，无论饱餐后或空腹均可发作，偶有烧心感，有嗳气，无反酸，有胸骨后不适感；咽喉部异物感；时而头晕，无耳鸣、视物昏朦；纳眠可；尿频尿急尿痛，可伴有右腰部酸痛；大便正常，成形，2 天 1 次；舌红，边有齿印，苔白腻。查体：咽红，双扁桃体肿大，咽后壁粗糙。

处方：

太子参 15 克	白术 15 克	茯苓 15 克
法半夏 10 克	苏梗 15 克	沉香 3 克（后下）
土牛膝 15 克	木蝴蝶 10 克	浙贝母 15 克
珍珠母 30 克	甘草 6 克	木贼 10 克

共 14 剂，日服一剂，可分两次服用，于上午 9 点、下午 3 点温服。

分析：患者腹部胀满明显，予沉香增强降气之效；土牛膝为岭南道地药材，有清热解毒，活血化瘀，利小便之功，可治关节肿痛。（本次就诊手写处方欠缺）

三诊时间：2014 年 4 月 21 日

病史：服用上述药物后患者症状明显缓解。现胃脘部及下腹部隐痛，饥饱均可发作，嗳气频，胸骨后烧灼感，无反酸，咽异物感，咽痛。

处方：

太子参 15 克	白术 15 克	茯苓 15 克
法半夏 10 克	苏梗 15 克	沉香 3 克（后下）
浙贝母 15 克	瓦楞子 30 克	木贼 10 克
射干 10 克	诃子 10 克	郁金 15 克
甘草 6 克		

共 14 剂，日服一剂，可分两次服用，于上午 9 点、下午 3 点温服。

分析：患者嗳气频发，咽喉不适，予诃子宣利肺气辅助降气并清利咽喉。

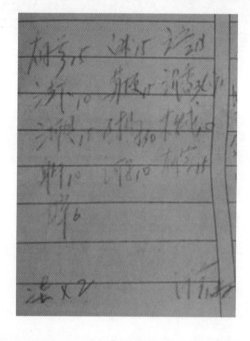

许鑫梅教授常用处方

慢性胃病以胃胀为主要症状

党参 15 克	白术 15 克	茯苓 15 克
法半夏 10 克	苏梗 15 克	沉香 3 克（后下）
浙贝母 15 克	瓦楞子 30 克	木贼 10 克
郁金 15 克	甘草 6 克	

胃痞为主伴烂便

党参 15 克　　　白术 15 克　　　茯苓 15 克
救必应 15 克　　台乌药 15 克　　砂仁 6 克（后下）
法半夏 10 克　　浙贝母 15 克　　浮小麦 30 克
煅龙骨 30 克　　甘草 6 克

胃痞为主大便偏干

太子参 30 克	白术 15 克	枳壳 15 克
法半夏 10 克	浙贝母 15 克	砂仁 6 克（后下）
乌贼骨 30 克	延胡索 15 克	合欢花 10 克
甘草 6 克	麦冬 15 克	柏子仁 15 克

胃痞伴咽痛

太子参 15 克	白术 15 克	茯苓 15 克
法半夏 10 克	苏梗 15 克	浙贝母 15 克
土牛膝 15 克	木蝴蝶（千层纸）10 克	瓦楞子 30 克
甘草 6 克	木贼 10 克	

胃痛伴大便偏烂

党参 15 克　　　白术 15 克　　　茯苓 15 克

救必应 15 克　　台乌药 15 克　　砂仁 6 克（后下）

法半夏 10 克　　浙贝母 15 克　　浮小麦 30 克

煅龙骨 30 克　　甘草 6 克

腹痛伴大便烂

党参 15 克	白术 15 克	茯苓 15 克
救必应 15 克	火炭母 15 克	白花蛇舌草 30 克
白芍 10 克	防风 15 克	地稔根 30 克
台乌药 15 克	甘草 6 克	

感冒伴咽部不适、咳嗽

柴胡 10 克　　黄芩 15 克　　太子参 15 克
射干 10 克　　桔梗 15 克　　法半夏 10 克
浙贝母 15 克　　前胡 15 克　　枇杷叶 15 克
麦芽 30 克　　青天葵 15 克　　甘草 6 克

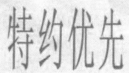

养生宜忌篇

许鑫梅教授认为各种疾病非独药物之所能及，需多种疗法并用，注意生活调摄方能药到病除。现将其治疗经验总结介绍如下。

饮食疗法

一、总论

胃主受纳，脾主运化，若纵恣口腹，饥饱失调，寒热不适，偏嗜烟酒，或用伤胃药物，均可损脾伤胃，变生各种胃肠疾病。因此，许鑫梅教授在治疗各种胃肠疾病时强调患者要养成良好的饮食习惯，首先要养成正常的饮食节律。现代人们的生活方式发生了明显变化，不再是"日出而作，日落而息"，丰富的夜生活使人们晚睡晚起，造就了"宵夜不少，早餐不早"的不良饮食习惯。生理上白昼时分脾胃功能活跃，受纳运化水谷，化生气血；夜间脾胃之气潜伏，休养生息。如睡前吃宵夜过多，脾胃不得不继续运化水谷，"胃不和则卧不安"，既影响睡眠质量又影响脾胃休养；复加晚起贪睡，早餐推迟甚至不食，此时脾胃又无物可运化，久之必然导致脾胃功能失调。因此，胃肠疾病患者应尽量改正不良的饮食习惯，养成正常的饮食节律，则治疗事半功倍。许鑫梅教授强调，三餐依时，消化功能较差者可少食多餐，早餐要在8点前进食，宵夜宜少，并要求患者正餐用餐时间控制在20分钟左右，进食太快则食物尚未嚼烂，加重胃肠道的负担。

其次要注意饮食种类。许鑫梅教授常要求患者忌食辣、酸、（过）甜和（过）咸食物、烟、酒、粥、米粉与薯、豆类。酸辣食物、烟酒易刺激胃肠道，妨碍脾胃正常运化功能；过甜和过咸食物、粥、米粉则易产酸，尤其不适于胃酸过多及有反酸症状的患者。通常认为粥易消化，胃肠疾病患者常以之为主食，但许鑫梅教授认为，慢性胃肠疾病患者不宜喝粥，建议吃软饭，因为粥质地稀薄，性质属酸性，吃饱时粥的体积要远大于软饭体积，而胃的体积是恒定的，这样易引起餐后腹胀甚至出现恶心，加重反酸等反流症状；再者粥比软饭排空要快，很快就出现饥饿感。薯、豆类及其各种制成品（如芋头糕、南瓜饼、萝卜糕等）较难消化，易引起腹胀、嗳气、矢气等症状。

此外，针对喜欢喝"老火汤"的广东人，许鑫梅教授不提倡吃饭时喝汤太多，并建议晚餐时尽量少喝汤。在选择水果方面，建议适量吃些苹果、雪梨，不宜过量，因为水果性偏寒凉，易损伤脾胃阳气，其他种类水果又往往味酸或过甜。

二、分论

1. 慢性胃炎

（1）猪肚粥。猪肚500克洗净后加水煮至七成熟，捞出切成细丝备用。再以大米100克、猪肚丝100克，猪肚汤适量煮成粥后加葱姜盐等调味，分2次服食，可经常服用，有健脾补虚的功效。

（2）糯米红枣粥。糯米100克、红枣10个（去核）加水适量，煮成粥后调味，分2次服食。适用于胃炎属脾虚气陷者。

（3）木瓜瘦肉粥。生木瓜500克洗净切成块，瘦肉或排骨适量，共同煮成汤，调味后佐餐用。适用于慢性胃炎伴纳差、胃胀者。

（4）糖醋姜片。新鲜的嫩姜不拘多少，洗净后切成薄片，用少许盐腌制半小时左右，沥干水分，加适量的米醋和白糖，调至适口即可分次食用。适用于慢性萎缩性胃炎胃阴不足者。

生活小贴士：注意饮食卫生，进食应按时定量，尽量少吃零食；食物要质软易消化，进食时要从容不迫，细嚼慢咽；在进餐时不要发脾气；避免进食刺激性食物，如酸辣、咸酱、熏炸及色香过浓的食物；不要吃坚硬、纤维素过多及不易消化的食物；冰冻食物尽量少吃。胃酸过多者应避免进食酸性食物，减少糖类和过多的蛋白质；胃酸减少食欲差者可进食水果汁和少许食醋，以助消化。还需戒烟、酒嗜好，不要饮浓茶等。

2. 胃十二指肠溃疡

（1）乌贝散。85%乌贼骨、15%象贝母共研细末，每次3克，日服3次。有制酸、止痛、收敛溃疡的作用，适用于各型溃疡病人。

（2）珍珠层粉。每次1.5～3克，日服3次，温开水送服。有消炎、生肌、制酸及敛疡作用，适用于溃疡病发作期。

（3）田七末。每次1.5～3克，日服2～3次，温开水送服。有止痛、止血的作用，适用于溃疡病疼痛与出血者。

（4）良姜炖鸡。鸡肉500克洗净、切块，放入砂锅中用油炒后加入高良姜6克、陈皮（浸透、去内面之橘络与白）3克，加水适量，用小火煨炖，熟透后调味，分餐服食。适用于脾虚胃寒型溃疡患者。

（5）胡椒猪肚汤。白胡椒15克（略打碎）、猪肚1个。将胡椒装入洗净的猪肚内，然后将猪肚两端及开口处缝合，加水适量，文火煨烂，调味后分餐服食。每3天吃1个，连吃3～4个。适用于脾虚胃寒型溃疡患者。

（6）茉莉花3～5克，大米100克。将茉莉花用水煮开后捞出，茉莉花水加入大米煮成粥，调味后分2次服食。适用于肝胃不和和肝郁脾虚型溃疡患者。

（7）鲜佛手15克（干品6克），用开水冲泡代茶饮。适用于肝胃不和、肝郁脾虚型溃疡患者。

（8）鲜柚皮半个，大米100克，葱适量。先将柚皮放在炭火上烧去棕黄色表层并刮净，然后放入清水中浸泡1天，切块加水后煮开，再加入大米煮成稀粥，加葱花、盐、油调味后，分2次吃。适用于肝胃不和和肝郁脾虚型溃疡患者。

生活小贴士：溃疡病患者饮食以面食、软饭为宜，忌坚硬冷腻之品及各种刺激性的调味品，如辣椒、大葱、生蒜、五香粉、豆瓣酱之类。食物宜温和、清淡，不可过生、过咸和过于肥腻。溃疡病患者宜按时用餐，在疼痛发作期应少吃多餐，切忌暴饮暴食。过度忧愁、长期精神紧张是引起溃疡病的因素之一，因此，应注意情绪安定，保证有充分的睡眠与休息时间,有利于疼痛缓解。溃疡病在秋冬、冬春季节更迭之际容易发作,尤其是受凉之后,上腹痛往往随之发生,因此,溃疡病患者应注意天气变化不要受凉,特别要注意上腹部保暖。

3. 慢性胆囊炎、胆结石

(1) 新鲜蒲瓜捣烂后绞汁,每次150毫升,加蜂蜜30毫升调匀后服用,每日2次,或用蒲瓜500克加适量瘦肉或鱼肉煮汤调味后,分次佐餐用,有清热消石的作用。适用于胆囊炎、胆石症。

(2) 玉米须50克、绵茵陈30克、大枣10枚,煎水代茶,分次饮用。适用于胆囊炎、胆石症。

(3) 山楂50克、荷叶15克,加水4碗煎至2碗,去渣分3次服用,有清热、消积、开胃的作用。适用于慢性胆囊炎患者。

(4) 新鲜萝卜500克、瘦肉适量,煮成萝卜汤调味后佐餐用,有清热行气、润肠通便的作用。适用于胆囊炎、胆石症。

(5) 鸡内金烘干研磨成粉,取3～5克冲水服用,或用玉米须煎水服用,日服2～3次。适用于胃炎、胆肾结石患者。

(6) 玄明粉、海金沙、郁金等量,研成细末,每次3克,日服3次。

生活小贴士:患有胆囊炎、胆石症的患者应保持低脂肪、低胆固醇的饮食,如禁吃动物内脏,如脑、肝、肾及蛋黄等;不吃油炸食品、肥肉和油腻的食物。对于辛辣调味品和酒、浓茶及咖啡等应尽量不吃。

4. 慢性结肠炎

(1) 大蒜3～5瓣煨熟后服食,每天1～2次,连用5～7天。适用于慢性结肠炎发作期黏液便明显者。

(2) 生北芪30～60克,浓煎取汁,与大米100克同煮成粥,待粥将成时调入陈皮末1克,稍沸即可,调味后分2餐服食。适用于慢性结肠炎缓解期脾虚为主者。

(3) 淮山药30克、芡实30克、炒薏仁30克、糯米100克、红枣6个,加水适量煮成粥,调味后早晚分服。适用于慢性结肠炎缓解期脾虚为主者。

(4) 番石榴叶10克(若为鲜叶用30克)、大米30克,共同在铁锅内炒至焦黄，加入水500毫升，煮沸后取汁代茶，分2次饮用。适用于慢性结肠炎久病泻下水样大便，经治疗效果不显著者。

生活小贴士：慢性结肠炎患者大便次数较多时不宜进食奶制品，如鲜奶、奶粉、酸牛奶及麦乳糖等。避免冷饮、瓜果、多纤维蔬菜、烈酒及肥腻多油脂之食品。饮食以质软、易消化、富营养并含有足量维生素为原则，一般以进食软饭为宜，若腹泻发作期则应吃少渣的半流饮食。

5. 便秘

（1）药用甘油或石蜡油10～20毫升，晚上临睡前用温开水300毫升送服。有润滑肠道通下大便的作用。适用于大便干燥难解者。

（2）何首乌30克或当归20克煎水服。适用于血虚便秘者。

（3）高丽参10克或吉林参15克隔水炖服。适用于气虚便秘者。

（4）草决明30克放入杯内焗服。适用于肝火便秘者。

（5）麻子仁丸。麻子仁500克、杏仁500克、枳实250克、大黄300克、厚朴250克、芍药250克共为细末、炼蜜为丸。每次6克，日服2次，温开水送服。适用于老人肠燥便秘、习惯性便秘、产后便秘、痔疮术后便秘等胃肠燥热者。

（6）蜂蜜每次25克用温开水300毫升冲服，早晚各一次。适用于虚热便秘者，具有清热润肠作用。

（7）番薯适量洗净去皮切成细粒状，加生姜数片，用水煮至番薯熟，加糖调味后分2次分服。适用于虚热便秘者。

（8）将马蹄粉25克、白糖50克用冷开水少量调成糊状，再用沸水300毫升冲成稀糊，候温和服食。适用于虚热便秘者。

（9）鲜菠菜250克，麻油15克。将菠菜洗净后放入沸水中烫3分钟，取出后用麻油、少许盐及味精拌食。每天1～2次，连服数天以蔬菜佐餐。适用于大便干结、数量少的患者。

（10）白木耳6～10克，瘦肉50克。先将白木耳用清水泡发12小时，瘦肉切成薄片并调好味，用小火将木耳煮烂，加瘦肉片再稍煮沸后，浇上熟油后作汤服。适用于阴血不足便秘者。

（11）白木耳 3～6 克，冰糖 25 克，红枣 10 枚（去核）。将白木耳用清水泡发 12 小时，放入碗中加冰糖、红枣，水 300 毫升，隔水炖 1 小时余，早晨空腹食，每天 1 次，连服数天。适用于阴血不足便秘者。

生活小贴士：便秘患者需调整膳食内容，食物中增加含纤维素较多的蔬菜、水果等。也可在食物中增加些糠麦类，或琼脂、凉粉等，以增加粪便的容积或体积而刺激排便。养成良好的排便习惯，可以根据自身具体情况而定，安排在一个固定的时间，不管有无便意均应按时如厕，以养成定时排便的良好习惯。对于身体肥胖、气虚排便乏力者，可采用坐厕方式进行排便，因坐位时腹内压和肠内压较蹲位时高，较易将大便排出，必要时还可以用左手按顺时针方向，缓缓按压中下腹部以助排便。

三、补气健脾，还你一个好胃口

有病就诊时，医生会提出这个问题，朋友相见时关心你的人也会提到这个问题："你胃口还好吧？"脾胃在人体的五脏中属土，处于中间位置，人在正常进食后，经脾胃运化，精华物质补充身体各部分的需要，糟粕随大小便排出，从而使人体气血流通、神清气爽。一旦出现没有胃口的情况，往往也会随之出现神色疲倦、精力不足。

胃口不好该如何处理呢？一般来说，久病体弱之人、老年人及因病服药影响脾胃消化而发生食欲不振，应以健脾补气为主，理气助消化为辅，如选用陈夏六君汤（或丸）和厌食冲剂（由党参、白术、淮山药、麦芽、砂仁等组成）。若因进食肥腻，或偏食冷腻质硬之品致食积停滞，表现为胃口不好、食后饱胀、大便臭秽、舌苔厚；治疗原则为消食化滞开胃，可选用保和丸、保济丸等。

春夏之际或雨水多的季节，或过多饮酒和吃各种冷饮等，均可致湿邪阻滞，也会出现口中黏腻不适，胃口不好，舌苔厚腻难化，治宜化湿消滞开胃，如选用清热祛湿茶和清热祛湿冲剂（金银花、菊花、木棉花、葛花等）。有些人表现为胃口尚可，却因进食后胃腹饱胀不适而不敢正常进食，这属于消化不良，应往医院就诊，明确诊断，及时治疗。

对于食欲不振、胃口不好者，应注意不要服用伤胃的药品；若因进食不多，餐后3小时左右会出现饥饿感，可适当进食馒头、饼干、牛奶等。平时可用鱼类、瘦肉、排骨等与下列药物同煮汤饮服。脾虚者用淮山药30克、芡实30克、陈皮5克、党参30克、白术30克、麦芽30克。食滞者可用鸡内金粉3克，用汤或粥水送服，每日3次；或山楂30克、麦芽30克、白术20克、陈皮5克。湿滞者用木棉花15克、鸡蛋花15克、水翁花15克；或生薏米50克、芡实30克、冬瓜500克。胃阴不足、口干舌燥而纳差者，可用北沙参30克、麦冬20克、玉竹30克、石斛30克煮汤，或石斛15克开水冲泡，代茶饮用。

四、煲汤药材要分寒热

许鑫梅教授在广州从医几十年，时常有患者询问该煲什么汤为好。因广州地处岭南，气候较为炎热，人们都习惯于喝汤，而且讲究煲老火汤，其中放了不少的药材来煲，以达到"补"的目的。然而，从医学角度来看，煲汤的药材也有寒热之分，如土茯苓煲龟属于养阴清热祛湿之用，其性偏凉，不适合虚寒体质的人服用。又如不少家庭用西洋参、鹿茸等煲汤，一家大小都饮用，若家庭中都为成年人问题不大，西洋参有补气生津之用，鹿茸可补肾强筋健骨，但若家中有未成年人尤其是幼儿则不适合，因西洋参含有多种人参皂苷，鹿茸除含有多种氨基酸外，还含有雌激素、雄激素等，对人体有强壮和性激素样作用；在动物实验中发现，鹿茸有促进幼龄动物体重增加和子宫发育的功效，若作为饮食常用，有促进儿童性早熟的可能。故煲汤选用药材也要分清寒热虚实，方能有助于身体健康。

以下是几种"老广"常用的煲汤药材，现简单介绍其药性，希望对读者有所裨益：

（1）淮山药、芡实：二药性味甘平，有健脾益肾祛湿作用，煲汤时可少佐陈皮以行气，其用量为15~30克，适用于脾肾稍虚、大便软或偏烂者。

（2）北沙参、玉竹：性味甘平偏寒，有滋阴润肺养胃作用，适用于阴虚体质大便偏干，或有少许咳嗽、口干者，用量为15~20克。

（3）龙眼肉、百合：龙眼肉性味甘温，有补心脾益气血之功；百合甘微寒，有清心安神润肺止咳的作用，二药配伍煲汤适用于病久体虚、失眠健忘者。龙眼肉可用10～15克，百合则可用量稍大5～30克。

（4）石斛、枸杞子：石斛属甘微寒，有养胃生津明目之用；枸杞其性甘平，滋肾补骨明目，适用于久病体虚或肝肾阴虚，而见口燥咽干、头晕目眩、眼涩、腰膝酸软等。枸杞子用10～15克，石斛15～20克。

（5）罗汉果、甜杏仁：罗汉果其性甘凉，清热润肺止咳通便；甜杏仁又称南杏，其性苦微温，有小毒，滋润养肺通便。适用于阴虚肺热、咳嗽、咽干舌燥、大便干结者。罗汉果用15～30克或1～2枚。甜杏仁有小毒，用量为3～6克。

（6）玉米须、赤小豆：玉米须甘淡平，利水消肿、清肝胆湿热；赤小豆性味甘酸平，有利湿消肿之用。适用湿热证之脘腹胀满，纳减尿少或水肿等。玉米须可用20～30克。

以上药材可加入排骨、瘦肉，但要注意油脂较多不利于健康。

五、冬天，胃病饮食有讲究

胃病属消化道疾病，饮食调理至关重要，应合理安排一日三餐，做到干稀搭配、荤素夹杂，宜吃高热量、高蛋白的食品。避免或少吃凉食、刺激性食物和一些油腻不易消化的食物，不宜进食容易引起胀气的食物，如番薯、芋头、糯米鸡、粽子，咖啡、浓茶等刺激性饮料也应少喝，切忌烟酒。许鑫梅教授在多年的临床工作中，接触到的因饮酒所致消化道出血的患者数不胜数。另外，长期饮茶的胃病患者，须知"浓茶不如淡茶，淡茶不如开水"。部分患者自觉胃胀，吃粥后胃胀稍有好转，这些只是临时的表现，长期吃粥可以引起夜间胃酸增多、营养不良。所以，夜间尽量不要吃粥，以进食米饭等主食为宜。

1. 汤药

可选择健脾疏肝安胃汤，该方由下列药物组成：党参（或太子参）15克、白术12克、茯苓15克、柴胡12克、白芍12克、佛手10克、郁金15克、砂仁

6克（后下）、甘草6克。可根据病情加减药物及剂量。脾胃虚弱、便溏者，可加诃子、山药、炒谷麦芽等健脾止泻；大便时多时少，且排出不畅者，多属肝郁气滞，可加大腹皮、枳壳、合欢皮等；老年人气虚，大便秘结、无力排便者，重用白术，加枳壳、肉苁蓉；胃胀明显者，加瓜蒌壳、法半夏；嗳气多者，加苏梗、柿蒂、代赭石；反酸者，加浙贝母、乌贼骨；睡眠差者，加龙骨、珍珠母等。

2. 食疗

冬季是溃疡病、胃炎等消化道疾病的多发时节，患者除需避风寒、善加保养之外，还可采用温胃食疗方加以治疗，例如姜枣桂圆汤：姜10克（切薄片）、红枣30克、桂圆30克，加水500毫升后煎煮15分钟，早晚服用。此方有温胃调补之功，适用于慢性胃炎、胃神经官能症者。对于工作压力大、经常熬夜的人，可用浮小麦30克、莲子（去心）120克、百合20克、猪瘦肉100克，加水适量同煲，肉熟烂后加盐调味食用，每日1次，有宁心安神、清心润肺的功效。此外，胃病患者怕冷，寒邪犯胃可诱发胃溃疡的复发。因此，随着气候的变化，须及时增减衣服，注意保暖。尤其是患有胃及十二指肠溃疡者，适当增加保暖措施是有好处的。热水泡脚可以温胃，春季、秋季或冬季，每晚临睡前不妨以热水浴足，既可达到暖胃的目的，又有安眠的作用。平时应合理安排好工作和休息时间，注意劳逸结合，避免劳累过度，尽量不要熬夜，保证良好、充足的睡眠。

心理疗法

七情之中，肝在志为怒，脾在志为思。恼怒则伤肝，怒则气上，肝气失于疏泄条达，横逆犯脾胃，导致脾胃升降失常；忧思则伤脾，思则气结，中焦气机郁滞，则脾胃运化失司，引起各种胃肠疾病。许鑫梅教授认为，胃肠疾病患者可归纳为两种主要的心理类型，两种类型的患者又有一些共性，如都喜欢思考，体征上表现为舌质偏暗。这两种类型为：一种是沉默型，患者往往性格内向，不喜欢与人交往或外出活动，常独处家中或忙于工作，沉默型患者独处时常思考各种问题，有困惑时又不愿向他人倾诉，日久易造成中焦气机郁滞，脾胃运化失职；一种是兴奋型，患者通常性格外向，能言会道，性急，干事麻利，这种患者急于求成，易与人产生摩擦，易动怒，久之导致肝气郁结，殃及脾胃。因此，许鑫梅教授临证时不仅善用疏肝健脾法治疗胃肠疾病，并对患者采取心理疗法。如耐心听患者对病情和心中苦闷的倾诉，使其压抑的感情得以宣泄，让其感到医生对他们的理解；然后向患者解释其病情，消除其顾虑，还根据用药经验及病情发展的可能性说明预后，增强其信心与勇气，取得患者的配合，再以平等的身份要求患者与医生共同承担治疗任务，指导其生活起居。

针对两种不同心理类型的患者，许鑫梅教授运用阴阳对立的基础理论，"静者动之，动者静之"，建议沉默型患者安排好工作和休息时间，多参加社会活动，培养需要与人共同参与的业余爱好，如跳交谊舞、各种球类活动，增添活力；建议兴奋型患者开阔心胸，不斤斤计较，与他人保持适当距离，同时培养一些以静养为主的爱好，如书画、养花等，从而怡养情志。

按摩疗法

在十二经脉和奇经八脉中，足太阴脾经、足阳明胃经、足厥阴肝经、足少阳胆经、足少阴肾经任脉等均行经腹部，并有许多经穴分布在腹中，还有脾之募穴章门、胃之募穴中脘、肝之募穴期门、胆之募穴日月、肾之募穴京门、心之募穴巨阙、膀胱之募穴中极、大肠之募穴天枢、三焦之募穴石门、小肠之募穴关元，亦分布在腹部，是脏腑之气汇集之处。许鑫梅教授常建议患者坚持每天按摩腹部，促进腹部经脉的气血运行，并通过腧穴调节各脏腑功能，不仅有利于胃肠疾病的康复，也对其他疾病有一定帮助。如按摩时，便秘者以顺时针按摩为主，便溏者以逆时针按摩为主，大便正常者则取其中。

头面部是经气汇集的重要部位，手足六阳经皆循于头面，六阴经中手少阴与足厥阴经直接循行于头面部，所有阴经和阳经相合后上达头面，此时，许鑫梅教授建议用以下按摩手法：

（1）双手十指从额头往后发迹梳头50次，促进头部气血循环。

（2）每天沿足阳明胃经在面部的循行线路按摩50次，即从鼻翼两侧（迎香），上行到鼻根部（承泣、四白），再沿眉弓行至两侧下行（下关、颊车、巨髎、地仓、大迎）。

（3）对于胃肠疾病患者合并咽喉部炎症，许鑫梅教授称之为"胃咽合病"，建议该患者轻轻用手掌拍打双下颌各10次，即右手掌拍打左下颌10次，左手掌拍打右下颌10次，除能够促进鼻咽局部气血运行外，还能降胃气。

（4）有些患者（尤其是老年人）无论便秘还是便溏，均有下腹坠胀感，欲行大便却无便可下或量少，许鑫梅教授认为是湿热下注、蕴结魄门或是中气下陷、升举无力的表现，建议患者每天由下至上按摩八髎穴及长强穴多次。八髎穴为上髎、次髎、中髎及下髎的合称，为足太阳膀胱经之经穴，主治大小便、月经不调、腰骶疼痛等疾；长强穴乃督脉之络穴，而督脉则主一身之阳经，按摩长强穴可疏导督脉之经气，继而推动一身阳经之气升发向上，久之则湿气散、脏器举。

（5）对于慢性鼻咽炎患者或痔疮患者，许鑫梅教授有一个小妙招，就是建议患者使用一支金霉素眼膏，睡前挤一颗小绿豆大小的金霉素眼膏在棉棒上，涂抹双鼻孔或肛门（若两者兼有，请将棉棒分开使用），坚持2～3个月，可以见到疗效。

此外，许鑫梅教授还建议患者培养良好的排便习惯，每天坚持如厕，时间最好选择在早餐前后。

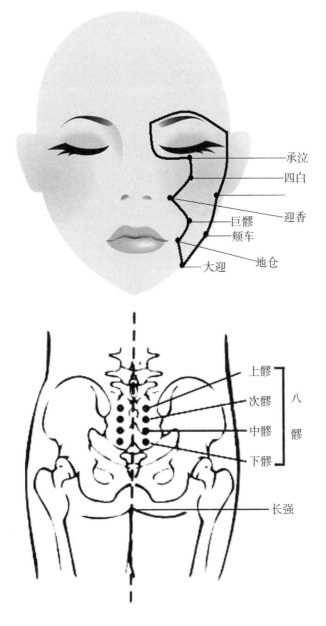

按摩穴位图

建设期论文

1. 林路平，邝卫红. 许鑫梅教授治疗消化性溃疡复发经验 [J]. 广州中医药大学学报，2013，30（1）：105-111.

2. 谭雅娟，汪双双，陈嘉文，等. 重症肌无力患者血清免疫球蛋白水平与预后的关系 [J]. 广东医学，2013，34（11）：177-1679.

3. 杨云英，朱爱利，饶秀珍等. 辨证施护对胃痞病人生存质量的影响 [J]. 护理研究，2013，27（12）：3899-3901.

4. 吴秀美. 浅谈许鑫梅教授对四君子汤的临床应用 [J]. 中国中医药现代远程教育，2014，12（2）：25.

5. 吴秀美，王林. 许鑫梅教授治疗脾胃病临床经验 [J]. 中国中医药现代远程教育，2014，12（6）：96-97.

6. 饶晶，杨晓军，樊冬梅. 健脾清热化瘀方治疗胃癌前病变的疗效及对胃黏膜黏蛋白5AC表达的影响 [J]. 中国实验方剂学杂志，2014，20（4）：183-187.

7. 宋文集，林振坤，杨晓军，等. 脾胃虚损型重症肌无力患者骨骼肌的蛋白质组研究 [J]. 广州中医药大学学报，2014，31（4）：183-187.

8. 刁沛思，丁淑婷，杨晓军. "胃咽合病"和"许氏胃咽合剂" [J]. 时珍国医医药，2014，25（12）：62-64.

9. 兰小和，邝卫红. 儒学与中医学 [J]. 中医研究，2014，27（9）：10-12.

10. 李郡，杨晓军. 许鑫梅教授治疗脾胃疾病经验整理 [J]. 光明中医，2014，29（9）：1918-1821.

11. 张铮铮，邝卫红，樊冬梅，等. 许鑫梅治疗胃痞经验 [J]. 广州中医药大学学报，2014（6）：1005-1007.

12. 吕东勇，刘嘉辉，纪意纯，等. 从方药探究许鑫梅脾胃病学术思想的岭南特色 [J]. 新中医，2015（4）：11-14.

13. 吕东勇，刘嘉辉，杨晓军，等. 抑制乙肝病毒方药的文献分析 [J]. 广州中医药大学学报，2015（5）：960－963.

14. 张铮铮，纪意纯，兰小和. 中医综合疗法治疗功能性消化不良合并失眠的疗效评价 [J]. 云南中医学院学报，2015（1）：69－71.

15. 侯江涛，李海文，刘凤斌，等. 后抗生素时代中医药面临的机遇与挑战 [J]. 现代中西医结合杂志，2015，19：2157－2159.

16. 张爱娟，邝卫红，张铮铮，等. 许鑫梅教授治疗胃痞经验 [J]. 中医杂志，2015，11：912－915.

参考文献

1. 许鑫梅. 溃疡病的病机与治法初探［J］. 新中医，1982（11）：12-14.
2. 许鑫梅. 治疗消化性溃疡病213例临床观察［J］. 新中医，1983（10）：30-31.
3. 许鑫梅. 浅析慢性浅表性胃炎的辨证治疗［J］. 广州中医学院学报，1985，2（1）：31-34.
4. 许鑫梅. 慢性胃炎消胀六法［J］. 新中医，1988（7）：1-3.
5. 许鑫梅. 中药治疗慢性结肠炎86例证治体会［J］. 广州中医学院学报，1991，8（4）：255-257.
6. 许鑫梅. 中西医结合调治脾胃病［J］. 中国中西医结合脾胃杂志，1994，2（2）：60-61.
7. 许鑫梅. 老年性溃疡病证治分析［J］. 新中医，1998，30（10）：16-18.
8. 许鑫梅. 慢性胃炎从郁论治［J］. 新中医，2000，32（7）：3-4.
9. 肖丽春，许鑫梅. 通腑调理胃疾［J］. 新中医，1990（11）：13-15.
10. 周福生，劳绍贤，许鑫梅. 慢性泄泻中医药治疗与实验研究近况及展望［J］. 中国中西医结合脾胃杂志，1993，1（1）：80-83.
11. 郭遂成，左俊岭. 许鑫梅治疗慢性胃炎的经验介绍［J］. 新中医，1994（6）：42-44.
12. 左俊岭. 许鑫梅教授治疗脾胃病经验集粹［J］. 新中医，1996（2）：14-15.
13. 叶柳忠，许鑫梅. 许鑫梅教授治疗习惯性便秘经验浅析［J］. 新中医，1999，31（12）：13-14.
14. 唐志鹏，许鑫梅. 临床解惑［J］. 中医杂志，1999，40（12）：755.
15. 邝卫红，邓宏. 许鑫梅教授治疗慢性胃病经验拾粹［J］. 新中医，1999，31（6）：13-14.
16. 唐志鹏，许鑫梅. 中药防治消化性溃疡作用机理研究进展［J］. 新中医，2000，32（2）：61-62.
17. 唐志鹏. 许鑫梅教授辨治消化性溃疡的经验［J］. 中国中西医结合脾胃杂志，2000，8

（2）：96-97.

18. 王宏伟，许鑫梅.《金匮》泻下七法［J］.江西中医学院学报，2000，12（2）：61-62.

19. 雷力民，许鑫梅.功能性消化不良及中医辨证治疗［J］.实用中西医结合临床，2002，2（4）：33-34.

20. 邝卫红，杨晓军.许鑫梅教授治疗肝硬化腹水经验介绍［J］.新中医，2003，35（9）：5-6.

21. 王昌俊，邝卫红.许鑫梅教授治疗老年胃病临床经验［J］.中医药通报，2005，4（5）：13-15.

22. 杨晓军，邝卫红.许鑫梅教授治疗胃痛的经验［J］.陕西中医，2006，26（9）：1108-1109.

23. 邝卫红.许鑫梅教授治疗慢性乙型肝炎经验介绍［J］.新中医，2006，38（9）：13.

24. 杨广同.许鑫梅治疗胃咽合病经验［J］.中医杂志，2008，49（3）：207-236.

25. 张铮铮，邝卫红.许鑫梅教授治疗胃肠疾病非药物疗法经验介绍［J］.新中医，2008，40（2）：7-8.

26. 程明，胡玲，劳绍贤.脾胃学说探讨［J］.广州中医药大学学报，2008：25（3）：255-258

27. 杨晓军.许鑫梅教授查房经验总结［J］.世界中西医结合杂志，2010，5（8）：655-678.

28. 林路平，邝卫红.许鑫梅教授治疗消化性溃疡复发经验［J］.广州中医药大学学报，2013，30（1）：105-111.

29. 吴秀美.浅谈许鑫梅教授对四君子汤的临床应用［J］.中国中医药现代远程教育，2014，12（3）：96-97.

30. 吴秀美，王林.许鑫梅教授治疗脾胃病临床经验［J］.中国中医药现代远程教育，2014，12（6）：25.

31. 刁沛思，丁淑婷，杨晓军."胃咽合病"和"许氏胃咽合剂".时珍国医医药，2014，25（8）：1956-1957.

32. 李郡，杨晓军.许鑫梅教授治疗脾胃疾病经验整理［J］.光明中医，2014，29（9）：1819-1821.